U0389098

胎儿磁共振及超声诊断

中文翻译版

主编　〔日〕增﨑英明　瀬川景子

主译　丁忠祥　朱大荣　王　振

科学出版社

北　京

图字：01-2023-5109

内 容 简 介

产前超声诊断是现代产前医学中一种常用、无创、准确的诊断手段，可以对胎儿的生长发育、器官结构、异常情况等进行诊断。本书分4章，全面地介绍了产前超声和胎儿MRI在产前诊断中的价值及应用情况。第1章为正常结构的超声和MRI；第2章为胎儿各部位的形态异常；第3章为罕见疾病；第4章为附属物。本书内容系统，实用性强，在比较超声图和MRI的同时，解说同一胎儿的各种影像学表现，特别是关于MRI，对胎儿诊断中的定位、胎儿的正常表现及形态异常的特征表现、应该注意的伪影，以及在临床实践中必要的影像阅片方法进行了正确且详细的解说。本书能帮助医生和孕妇及早发现和解决问题，降低妊娠期并发症和胎儿疾病发生的风险。

本书适合各级医院临床妇科、产科医师和影像学专业人员使用。

图书在版编目（CIP）数据

胎儿磁共振及超声诊断 /（日）增崎英明，（日）濑川景子主编；丁忠祥，朱大荣，王振主译. —北京：科学出版社，2023.11
  ISBN 978-7-03-076753-0

Ⅰ.①胎… Ⅱ.①增…②濑…③丁…④朱…⑤王… Ⅲ.①胎儿－磁共振②胎儿－超声波诊断 Ⅳ.①R714.504

中国国家版本馆CIP数据核字（2023）第201385号

责任编辑：高玉婷 / 责任校对：张 娟
责任印制：师艳茹 / 封面设计：龙 岩

MRI と超音波動画による胎児診断
著者：增崎英明・濑川景子
"Fetal Diagnosis with MRI and Ultrasonography"
ISBN 9784524256099
版权 © 2021 由增崎英明、濑川景子所有。
原书由株式会社南江堂于2021年出版
本授权中文简体字翻译版依据南江堂与中国科技出版传媒股份有限公司签订的授权协议出版

科 学 出 版 社 出版
北京东黄城根北街16号
邮政编码：100717
http://www.sciencep.com

北京画中画印刷有限公司 印刷
科学出版社发行 各地新华书店经销
*
2023年11月第 一 版 开本：787×1092 1/16
2023年11月第一次印刷 印张：12 1/4
字数：300 000
定价：138.00 元
（如有印装质量问题，我社负责调换）

译者名单

主　译　丁忠祥　朱大荣　王　振

副主译　汪启东　任　宏　王世威　郑伟增

译　者　（按姓氏笔画排序）

丁忠祥　西湖大学医学院附属杭州市第一人民医院

王　振　西湖大学医学院附属杭州市第一人民医院

王世威　浙江中医药大学附属第一医院

王军娜　浙江中医药大学附属第一医院

孔建春　浙江大学医学院附属妇产科医院

叶国伟　丽水市人民医院

朱大荣　西湖大学医学院附属杭州市第一人民医院

朱小芬　西湖大学医学院附属杭州市第一人民医院

朱阳阳　马鞍山市人民医院

任　宏　浙江大学医学院附属邵逸夫医院

刘　东　湖州市中心医院

牟彩云　浙江医院

汪　荣　西湖大学医学院附属杭州市第一人民医院

汪启东　浙江大学医学院附属第一医院

汪林刚　杭州市第九人民医院

张　军　舟山市普陀区人民医院

张丽丽　浙江大学医学院

陈运奎　台州市第一人民医院

陈春妙　丽水市中心医院

林　伟　浙江大学医学院附属邵逸夫医院

林思忆　杭州心影国际医学影像中心

林海涛　杭州医学院附属义乌医院

郑　劼　浙江省人民医院

郑伟增　浙江大学医学院附属妇产科医院

房张峰　太原市中心医院

胡广柱　西湖大学医学院附属杭州市第一人民医院

闻彩云　温州医科大学附属第一医院

姜丽娜　浙江大学医学院附属第四医院

黄诗辉　西湖大学医学院附属杭州市第一人民医院

盛爱珠　宁波市第二医院

康书朝　杭州市中医院

章智敬　温州医科大学附属第二医院

舒震宇　浙江省人民医院

主 译 简 介

丁忠祥，主任医师／教授，浙江大学博士生导师，浙江中医药大学硕士生导师，西湖大学医学院附属杭州市第一人民医院放射科主任。中山大学医学影像学博士，浙江大学、北卡罗来纳大学双博士后经历。浙江省"新世纪151人才工程"第三层次人员（2009年），浙江省医学创新人才（医坛新秀，2013年），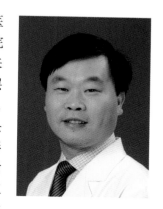浙江省卫生创新人才（2020年），浙江省医学重点备案学科带头人（分子与功能影像学，2015年），杭州市重点培育学科医学影像诊断与介入治疗学学科带头人（2021年），浙江省医学会放射学分会副主任委员，浙江省医师协会放射学分会副会长，浙江省医师协会放射学分会人工智能委员会主任委员（2021年），杭州市医学影像与人工智能研究所所长（2021年），中华医学会放射学分会头颈学组委员（2022年），杭州市医学会放射学分会主任委员（2022年）。长期从事影像诊断的临床、科研与教学工作，十分熟悉磁共振功能成像技术，尤其擅长中枢神经系统病变的脑功能及扩散张量成像研究。曾去美国纽约州立大学、新加坡国立大学、北卡罗来纳大学、哈佛大学医学院（中美青年卫生骨干千人交流计划，国家卫健康委主办）、美国放射学院（"攀登计划"四期，中国医师协会放射学分会主办）进修学习。现主持国家自然科学基金面上项目1项、浙江省自然科学基金2项等。已在SCI、中华医学会系列及影像专业期刊上发表论文100余篇。

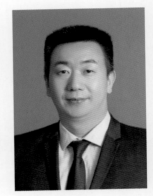

朱大荣，西湖大学医学院附属杭州市第一人民医院放射科副主任。中华影像技术学会工程学组委员，浙江省医学会影像技术学分会副主任委员，浙江省医学会放射学会委员，浙江省临床放射质控中心委员，浙江省国产大型设备推广中心委员，杭州市影像技术学分会主任委员，杭州市放射学会副主任委员，杭州市放射质控中心委员，擅长神经影像技术、放射影像工程和信息、影像技术及图像后处理等。

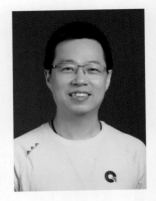

王　振，西湖大学医学院附属杭州市第一人民医院副主任技师。杭州医学院影像学院影像技术教研室副主任，浙江中医药大学硕士生导师，中华医学会影像技术分会青年委员，中国医药教育协会医学影像技术学专业委员会委员，浙江省医学会影像技术学分会委员，浙江省医学会影像技术学分会青年委员会副主委，浙江省数理医学会精准超声介入与智能诊断专业委员会、医学影像数智教育专家委员会常委，浙江省医学会放射学分会肌骨学组委员，杭州市医学会影像技术学分会委员，日本静冈县立综合病院访问学者。在心脑血管影像、CT新技术应用、医学影像质量控制三个方向有较丰富的经验。擅长理论联系实际，解决临床实际问题。熟悉人工智能、影像组学等研究热点。以第一或通讯作者在SCI或国内影像专业核心期刊发表论文20余篇。

译 者 前 言

在大家的共同努力下，历经数月的译著终于如期与大家见面。于我们而言，喜悦之情不亚于迎接一个新生命。本书是一本关于爱与新生命的故事，是胎儿产前影像诊断领域多学科合作的结晶，也是各位译作者专业精神的体现。

从科学出版社编辑处接到此项工作任务，深入阅读这本专著之后，除了对原著的日本学者油然而生的敬佩感之外，更感慨生命的神奇与不易，产生了将这本优秀作品分享给大家的冲动。

我国与日本同为亚洲国家，是世界上出生缺陷的高发国家之一。目前我国出生缺陷率高达 5.6%，相当于每 30 秒就有一名缺陷儿出生。国家卫生健康委发布的《出生缺陷防治能力提升计划（2023—2027 年）》提出，到 2027 年，一批致死致残重大出生缺陷得到有效控制，全国出生缺陷导致的婴儿死亡率、5 岁以下儿童死亡率分别降至 1.0‰、1.1‰ 以下。产前诊断在其中将扮演非常重要的角色。

随着胎儿产前诊断的多学科融合属性不断强化，大多数医疗机构不再满足于单纯超声的影像筛查及精查，同时 MRI 正成为大多数综合性医疗机构的标配，胎儿 MRI 的重要性正被妇产科学及放射从业人员高度重视。由于胎儿成像的特殊性，部分医疗机构缺乏这方面的经验与研究，对规范化及个体化的 MRI 胎儿检查技术略显生疏，同时由于我国从业分工的限制，放射科医师及技师对超声的解读能力更加有限。作为经典的胎儿诊断先验经验，熟悉超声图的诊断，对恰当、合理的胎儿 MRI 检查具有非常重要的指导意义。因而，本书除了对解读影像结果的医师非常有用以外，对在一线临床实施胎儿 MRI 的技师具有更加重要的指导意义。浙江省医学会影像技术学分会组织各地综合性三甲教学医院及妇产科专科医院的一线影像技师对本书进行翻译，期待能够提升全省甚至全国的放射影像技师在从事胎儿 MRI 相关检查时的专业程度与实践技能。目前我国实施三孩生育政策，未来 5～10 年甚至 20 年，医疗机构对胎儿诊断的需求只增不减，急需高质量的专业书籍指导，因此本书应用前景广阔。

最后，感谢我们的家人，不断鼓励我们对本书翻译精益求精，用心打磨。愿天下的孩子在整个社会的善意眷顾之下无疾而生，快乐成长！

丁忠祥 朱大荣 王 振
2023 年 5 月于杭州

原 著 前 言

产科医疗具有其他诊疗科室所没有的特殊性，即需同时关注孕妇和胎儿。在现有产科诊疗标准中，所有胎儿都需产前筛查大小、形态和功能，而且构筑了针对胎儿异常表现进行精密检查的评价体系。胎儿筛查主要通过超声检查进行，但当需要精密检查时，除了更详细的超声检查外，最近还有不少机构进行 MRI 检查。

与 MRI 相比，超声检查历史更久，静态图像变为动图（电子扫描），妊娠初期即可观察到（经阴道法），能描绘血液流动（彩色多普勒法），最终出现立体显示（三维／四维超声）。在最近 40 年左右的时间里，超声机器有了显著的发展，可以容易且详细地观察子宫内的胎儿。另外，在此期间，作为超声检查以外的影像学诊断方法，MRI 的价值引起重视。但是，以往的 MRI 检查所需时间长，会产生胎动引起的伪影，配备 MRI 设备的机构较少等，在用于胎儿诊断方面存在不少问题。最近，由于 MRI 检查所需的时间急速缩短，伪影的问题得到解决，图像的质量和便利性大幅提高，MRI 逐渐成为胎儿诊断中必不可少的检查方法。而且，由于 MRI 由放射科医师和放射科技师进行，所以对于妇产科医师来说，来自第三方的客观意见更有参考价值。预计今后将通过超声检查进行胎儿筛查，需要更多信息时将进行胎儿 MRI。

本书内容安排符合胎儿产前诊断的趋势，由妇产科医师增﨑和放射科医生瀬川一边比较超声图和 MRI，一边解说同一胎儿的各种影像学表现。特别是涉及 MRI 的部分，对胎儿诊断中的定位、胎儿的正常表现及形态异常的特征表现、应该注意的伪影及在临床实践中必要的影像阅片方法进行了正确且详细的解说。

目前的胎儿产前诊断包括超声检查的筛查和 MRI 的精密检查两方面，需要各自负责的医师达成关于胎儿诊断的共识。无论在哪个医疗领域都要求团队合作，胎儿诊断也不例外。希望本书能成为妇产科和放射科之间的桥梁，以及胎儿诊断多学科医疗的契机。胎儿是医疗工作者服务的患者，通过影像学检查，能让孕妇和家属熟悉未来即将降生的孩子。愿所有胎儿幸运而生。

2021 年 5 月吉日

长崎大学名誉教授／佐世保市综合医疗中心理事长　增﨑英明

长崎大学医院放射科助教　瀬川景子

目　　录

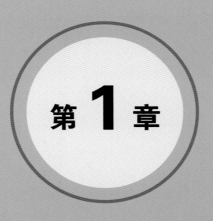

第 **1** 章

正常结构的超声和 MRI

第一节 超声检查

1. 优势与不足

针对母婴的影像学诊断方法，超声检查的最大优点是检查方便，对机体的创伤小，是产科诊疗中首选的影像学诊断方法。超声通常容易穿透水，但较难穿透气体、骨和脂肪，因此几乎无法描绘骨组织。对于羊水过少的病例和肥胖的孕妇，图像容易变得不清晰。产科使用的 3.5 ～ 10MHz 的超声不能穿透气体，需要在探头和母体腹壁之间涂上耦合剂。与 CT 和 MRI 相比，探查范围比较窄也可以说是超声检查缺点（表 1-1-1）。但是最近出现了优秀的超声设备，这些缺点得到了相当大的改善。

无论如何，超声检查的优点在于不选择检查场所，方便快捷，因此优先用于确认妊娠过程正常，即作为所有孕妇及胎儿的筛检使用。筛检的目的因妊娠时期而异，在此主要以胎儿的筛检为目的进行解说。

表 1-1-1 影像诊断的比较

对比项	超声	CT	MRI
简便性	◎	○	△
辐射剂量	○	×	○
组织特异性	○	△	◎

◎优　○良　△合格　×有害

2. 检查时机

各妊娠期超声检查的目的是筛查：①胎儿大小（妊娠早期）；②胎儿形态（妊娠中期）；③胎儿功能（妊娠晚期）。

（1）妊娠早期：妊娠初期，宫内超声可以发现存活的胎儿，也可以排查异常情况（如异位妊娠、葡萄胎、流产等）。根据胎儿的大小（头臀径和双顶径），计算正确的妊娠周数和预产期是很重要的。

（2）妊娠中期：此期是最容易观察胎儿的时期，所以在此期主要评价胎儿的形态。关于妊娠中期的胎儿筛检将在后面叙述。除胎儿以外，无症状宫口大开的宫颈无力症的早期诊断很重要，通过经阴道超声断层成像观察宫颈。

（3）妊娠晚期：胎儿发育评估很重要，尤其是检查有无发育不全，再观察胎盘，筛查有无前置胎盘（包括胎盘粘连）。

为了避免遗漏，每个妊娠时期保持一定的检查项目是很重要的。本书以胎儿形态检查为主要目的，下文对胎儿形态的评价方法进行解说，以及超声检查的极限和相关伦理问题。

3. 胎儿形态评估法

如上所述，基于超声检查的胎儿形态评价推荐采用筛检和精密检查 2 个阶段进行。胎儿形态评价多数为筛检，从正常人群中筛选少数高危病例。超声检查对母婴的安全性是有保证的，没有必要限制检查次数。因此，超声检查在日常的产科诊疗中频繁实施，对大部分正常的普通孕妇进行超声检查，以确认胎儿正常。同时对不能确定正常的部分胎儿实施精密检查。筛检在初级机构以所有孕妇为对象进行，而精密检查最好在高级机构进行。精密检查，除超声检查和 MRI 等影像学诊断外，还包括羊膜腔穿刺、绒毛穿刺、脐带血穿刺等有创检查。孕妇认识到检查的必要性很重要（表 1-1-2）

接下来对胎儿形态筛查的实际情况进行说明。

表 1-1-2　筛检和精密检查的比较

对比项	筛检	精密检查
对象	常规妊娠	高危妊娠
目的	高危人群筛选	确诊
方法	超声检查	超声检查、MRI、羊膜腔穿刺、绒毛穿刺、脐带血穿刺
必要条件	筛查阳性者可行精密检查	孕妇认识到检查的必要性
危险性	几乎没有	有可能
实施机构	初级机构	高级机构

4. 胎儿形态筛查

妊娠中期羊水适度存在，妨碍超声检查的胎儿骨化还不充分，容易观察胎儿形态。特别是妊娠 18 ~ 21 周适合作为胎儿形态筛查的时期。形态筛查时，按顺序从头到脚扫查胎儿全身。作为观察切面，头部（图 1-1-1）双顶径的测量切面，胸部（图 1-1-2）心脏四腔心切面，腹部（图 1-1-3）腹围的测量切面，以及股骨长径的测量切面（图 1-1-4）尤为重要。对胎盘和脐带也应进行观察（图 1-1-5）。

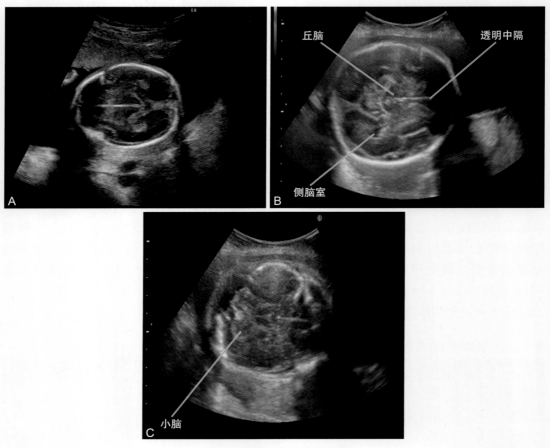

图 1-1-1 胎儿头部横断位图

测量胎儿头双顶径（BPD）的切面，观察小脑的切面

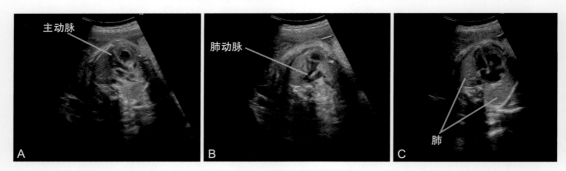

图 1-1-2 主动脉和肺动脉

分别描绘主动脉流出道（A）和肺动脉流出道（B）

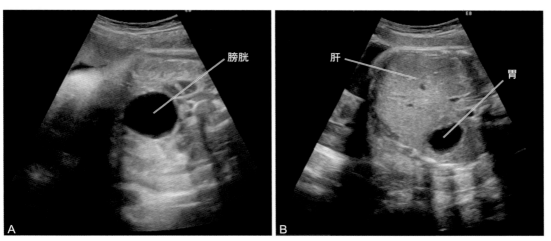

图 1-1-3　腹部横断位图

从能看到胃的切面（B）移动到膀胱的切面（A）

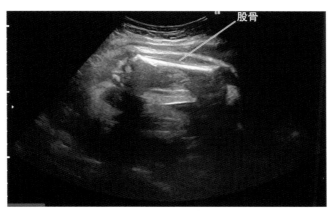

图 1-1-4　股骨长度的测量切面

下腹部显示膀胱脱垂。描绘出大腿骨的一部分后，通过旋转探头来描绘股骨的全长

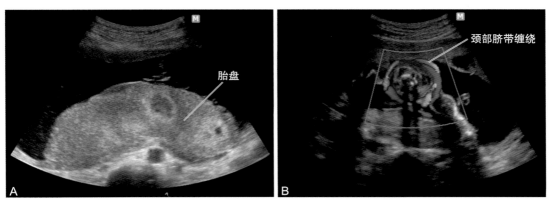

图 1-1-5　胎盘和脐带

A. 显示胎盘向子宫壁膨隆。B. 脐带切面，彩色多普勒确认 2 根动脉，1 根静脉

胎儿形态筛查的结果。头部较多见无脑病和脑瘤（图 1-1-6），胸部较多见心脏畸形（图 1-1-7）和膈肌疝，腹部较多见消化道闭锁（图 1-1-8）、腹壁异常、泌尿系统疾病等。但是，胎儿异常的种类庞大且复杂，因此，在怀疑存在某种异常的情况下，需要迅速将其转诊给具有超声诊断和围生期医疗专业医师的高级医疗机构。在高级医疗机构中，实施超声检查、基于 MRI 的更精密的胎儿形态评价、无压力测试（NST）、脉冲多普勒法等功能检查或胎儿的染色体检查等来确定诊断。超声诊断胎儿形态异常时，最应该注意的是避免将正常胎儿错误诊断为异常胎儿。

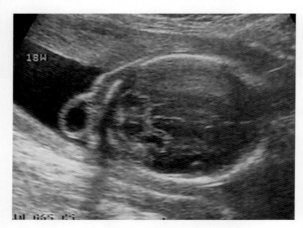

图 1-1-6　脑瘤

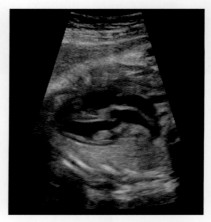

图 1-1-7　心脏畸形（大血管转位）

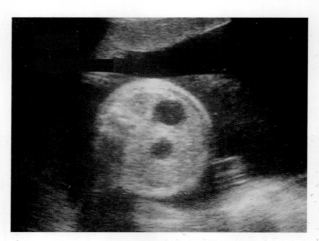

图 1-1-8　消化道闭锁（十二指肠闭锁）

5. 超声诊断局限性

目前许多先天性异常都是出生前通过超声诊断的，但其中也存在诊断局限性。其中一点是超声检查以形态诊断为目的，不适合功能诊断。另一点是没有探索异常的原因。

先天异常的原因多种多样，包括基因病、配子病、胎芽病及胎儿病等。无论原因如何，只要是引起形态异常的疾病，就适用于超声检查。但是，对于没有形态异常而只有功能异常的先天异常，用超声检查很难诊断，需要其他诊断方法。即使通过超声检查可以诊断出形态异常，也不能确定疾病的原因。为了确定病因，不少情况下需要进行基因和染色体等其他检查。超声检查绝对不是万能的，既有局限性，也有不擅长的领域。了解超声检查的缺点也很重要。

6. 伪影

可以说伪影一定存在于超声影像中。其中很多因为不妨碍诊断而被忽视，但在某些情况下可能会导致重大误诊。在伪影中，有时可以看到实际上没有的东西，有时虽然存在却无法描绘出来，或者看起来与实际不同。详细情况请参照参考文献[1]。

7. 伦理问题和法律问题

在欧美，从一开始，患者知情权（想知道的权利和不想知道的权利等）、医疗人员和父母问题及供求问题就长期处于平衡状态。引进了心理咨询师和心理医师，完善了心理咨询和针对产前诊断的儿童和父母的随访体制。而且，为了将诊断精度和诊断技术保持在一定水平上，可以考虑从宗教的关怀、法律的完善等方面进行定期的培训。产前诊断根据其结果不同，包含与人工流产相关的严肃内容，如每个人的生死观、宗教观、伦理观等。如果没有就无法进行论述。在这一点上，事前的遗传咨询和事后的心理医师随访体制是不可缺少的。与"战胜疾病"为目的的单纯医疗行为不同，产前诊疗需要与患者进行精准、个体化的沟通，不存在对与错。虽然产前诊断存在诸多问题，但其中许多问题尚未得到答案，在这种情况下，我们应该懂得的一点是，以与父母的对话为中心进行诊疗，其次应该遵守现行法律[2]。在胎儿超声诊断迅速发展的领域，有必要为了构筑产前诊断的系统而反复讨论。超声检查不仅对医疗，而且对社会也持续产生着影响。

第二节　MRI 检查

1. 优势与局限性

MRI 检查在以下方面优于超声检查：①对比度高；②准确性高；③视野宽；④不易受母体肥胖的影响；⑤不易受胎位和羊水量的影响。对于胎儿的脏器和病变，通过超声检查可以清楚地看到内部结构、形态及病变的增大，很容易掌握胎盘和胎儿的位置关系等宫内环境的整体情况。在妊娠晚期检查胎儿头部时，除横断面以外的矢状面及冠状面很难在超声检查中显示。而 MRI 可以多方位、多角度成像，可弥补上述超声的缺点，是 MRI 的一大优势。

MRI 的缺点：①不能实时观察；②一般不使用造影剂，血流评估不充分；③胎动、心动过速导致影像伪影；④骨骼、心脏评估困难。

2. 适应证和检查时机

产前诊断成像基本上通过超声检查进行，当超声检查怀疑形态异常等病变时，则需要进行 MRI 检查，以明确诊断和获取更多信息。MRI 检查适用于胎儿，同时也适用于胎盘和脐带等胎儿附属物出现异常等情况，当超声检查无法获得足够的信息时，如母体严重肥胖或缺乏羊水而无法充分显示时，MRI 检查可作为辅助。在产前诊断目的以外的情况下，MRI 检查还可以评估剖宫产和产时宫外治疗（EXIT）。EXIT 是在剖宫产期间进行胎儿手术时维持胎儿循环和保持气道畅通的手术。对于 EXIT 患者，为评估术中气道畅通等情况，先进行 MRI 检查以识别气管的走行、直径及狭窄等显得尤为重要；MRI 还可作为胎儿是否需要治疗或出生后立即治疗的术前检查。此外，妊娠中期已发现胎儿异常，当临近分娩时，可再进行 MRI 检查以评估胎儿状况。在《诊断成像指南2016 版》CQ（临床问题）130 指出，在什么情况下建议进行胎儿 MRI 检查？推荐：对于头部、颈部及躯干部病变（不包括心脏）可进行。推荐度 C1：虽然有依据，但建议进行（但是最好由熟练的技术人员或放射科医师进行成像和解释）；按部位划分，MRI 检查对中枢神经系统、胸部、消化系统和泌尿生殖系统均具有良好指征，而对颜面部、心脏和四肢骨骼系统的价值较低[3]。

3. 安全性

在 MRI 检查期间，受检者暴露在高场强磁场中，电磁波作用于受检者，其能量使受检者体温上升，但在公众中并没有报告过不良事件。高磁场环境和电磁波辐射对胎儿及孕妇的影响有多大，目前并不清楚。因此，美国放射学会（ACR）指出，建议在检查前获取受检者的书面知情同意书。在 ACR 指南中，没有将妊娠期前 3 个月视为禁忌证，但日本放射学会表示，由于担心畸形的发生，在妊娠早期应谨慎使用 MRI 成像，当 MRI 检查对胎儿及孕妇利大于弊时，才建议进行。在日本，没有胎儿 MRI 检查指南。国际电工委员会（IEC）/ 日本工业标准（JIS）对 MRI 给予人体的能量设定了上限（IEC60601-2-33：2010+AMD1：2013+AMD2：2015 CSV 合并版 /JIS：Z4951），在检查时应注意不超过此限制。

4. 胎儿 MRI 读片注意事项

胎儿 MRI 图像解读过程：①确认胎儿方向；②调整图像显示；③诊断和发现异常。MRI 检查通过预先设定的序列进行，其中 T$_2$ 加权像（T$_2$WI）为诊断的基础。

（1）确认胎儿方向：观察者在面向监视器所示的患者图像时，"所示图像的左侧"实际为"患者的右侧"。由于胎儿的左右两侧与母体（患者）的左右两侧不一定在同一位置，因此有必要根据胎儿方向确定胎儿右侧在图像上的位置。作为验证方法，使用检查开始时的成像为定位像，从胎儿颅骨后方和脊柱的位置确认母体的哪个方向对应于"胎儿的右侧"。分享一个方法，准备一个带有实际四肢的模型，并举起其右手，假设好母体的位置，用模型再现胎儿位置，并确认其右侧。由于设备设置不同，已确认胎儿位置的图像可能不会传输到服务器，因此需要进行标记并发送。

（2）调整图像显示：当观察胎儿左右两侧位置时，发现图像被倒置或旋转时，为方便读片，需调整显示。通常，将胎儿的右侧置于显示器图像左侧，头部置于显示器图像上部，使观察者面向胎儿。

（3）异常表现的筛查和诊断：通常，T$_2$WI 用于观察胎儿脏器和发现异常，T$_1$ 加权像（T$_1$WI）主要用于检查肠道的走行和直径测量。胎儿 MRI 检查适用于许多通过超声检查后发现异常的病例，在进行 MRI 检查前至少应明确：①胚胎的具体异常及所处孕周；②孕周是否适合 MRI 检查；③常见的并发症是什么；④该异常是否为 MRI 检查可检测的疾病。由于胎儿器官随着胎龄增长而变化，胎儿 MRI 检查的正常图像也随胎龄的变化而变化。例如，由于在妊娠 22 周前观察不到脑回，所以如脑发育不良，通常会在 22 周后才进行评估；随着胎龄的增长和肺部的发育，肺部的信号在 T$_2$WI 上显示也会愈加明显。

5. 伪影

常见的 MRI 伪影包括"卷褶伪影"和胎动引起的"运动伪影"（图 1-2-1）。"卷褶伪影"是当视野（FOV）小于成像部位时发生的伪影，并且由于 FOV 聚焦在胎儿身上，母亲的手臂经常重叠其中形成卷褶伪影。通常可采取增加 FOV 等措施解决。对于由胎动引起的伪影，可在延迟数秒后重新扫描。

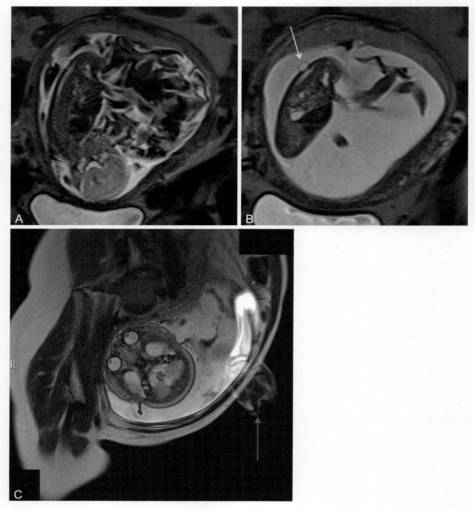

图 1-2-1　**伪影**

A.胎儿手脚运动，伪影明显。B.延迟后重新扫描，伪影减少，可清楚地观察到腰部脊膜膨出（箭头）。
C.左侧可观察到母体上肢卷褶伪影（箭头）

6. MRI 序列（图 1-2-2 ～ 图 1-2-7）

　　常用的成像序列有哪些？ ① T_2WI：单次采集快速自旋回波序列； ② T_1WI：梯度回波序列。T_2WI 为最主要的诊断序列，采用单次采集快速自旋回波的方法，可在不到 1 秒的时间内完成一个层面的扫描，以减少胎儿胎动造成的影响。梯度回波序列也适用于高速成像。此外，根据实际情况，可添加真稳态自由进动序列、DWI、T_2^*WI 等其他 MR 胎儿成像序列。成像序列多种多样，成像序列的名称也因制造商（产品名称）的不同而不同，因此对应名称如表 1-2-1 所示。

表 1-2-1　各序列通用名及不同制造商的商品名

图像权重	通用序列名	按制造商分类的商品名			
		GE	Siemens	Phillips	Cano（TOSHIBA）
T_2 加权像	单次采集快速自旋回波序列	SSFSE	HASTE/RARE	SSTSE	FASE
T_1 加权像	梯度回波序列	SPGR	FLASH	T_1-FFE	FE
	超快速梯度回波序列（3D）	LAVA	VIBE	THRIVE	QUICK3D
T_2 加权像	真稳态自由进动序列（SSFP）	FIESTA	TrueFISP	Blanced FFE	True SSFP
	脂肪抑制—DIXON 法	FLEX/IDEAL	DIXON	mDIXON	WFS
	弥散加权序列	DWI	DWI	DWI	DWI

（1）T_2WI（HASTE、SSFSE 等）：常规的 T_2WI 具有良好的软组织对比度，除羊水外，含液空腔（如胎儿胃肠道、肾盂和膀胱）和脑室及脑脊液均以高信号显示，可更清楚地观察其表面的结构。在头部矢状位，胼胝体、脑干、小脑和第四脑室形态最易于评估。由于胎儿肺泡内充满肺液，肺野在 T_2WI 上呈高信号，在 T_1WI 上呈低信号。与胸壁肌肉相比，T_2WI 肺部信号明显较高，随发育而增加。因此，成熟胎儿肺 T_2WI 呈高信号，与低信号树状结构的肺血管形成鲜明对比。另外，心血管在 T_2WI 上信号强度低，结构细小，细节难以观察，而肝脏在 T_2WI 上呈低信号，但其体积较大，与周围脏器对比良好，易于识别。下消化道在 T_2WI 上呈低信号，在 T_1WI 上呈高信号，因此非常适合检测胎儿粪便和其结构，以及胎儿的卵巢、肺囊性病变。

（2）T_1WI（FLASH、SPGR、VIBE 等）：在 T_1WI，胎儿皮下脂肪呈高信号，便于观察胎儿的整体外观及结构。垂体、甲状腺及肝脏为稍高信号。此外，包括胎粪在内的肠道（主要是大肠），其特征是高信号，因此 T_1WI 可以观察大肠的走行情况。出血在 T_1WI 也表现为高信号，非常有利于识别出血性病变。

（3）稳态自由进动（steady-state free precession）（TrueFISP、FIESTA 等）：该序列与 T_2WI 一样，游离水呈显著高信号，如胃、肾盂、膀胱等储存液体的空腔。与 HASTE 相比，血液呈高信号，如肝脏的门静脉和脐带等血管结构。心腔内血液的高信号，心室壁的低信号结构变得相对清晰，可在一定程度上识别管腔及其结构，但其精度不如超声检查。

（4）T_2WI：图像对比度与 T_2WI 相似，对出血灶检出敏感。特别是当出血灶不是高信号时，T_1WI 无法检出，在 T_2^*WI 中，出血灶具有含铁成分，导致局部磁场不均匀，检出率很高，还可评估出血具体时间。此外，在 T_2^*WI 中，骨骺的软骨成分及骨膜等软组织呈高信号，骨干为低信号，对比度良好，一直至约妊娠 27 周，可用于评估骨骼，并提供有关胸部大小和骨骼发育的信息。但随着孕周的增加，骨骼与周围软组织间的对比度由于骨骼肌的发育而逐渐降低？[4]。

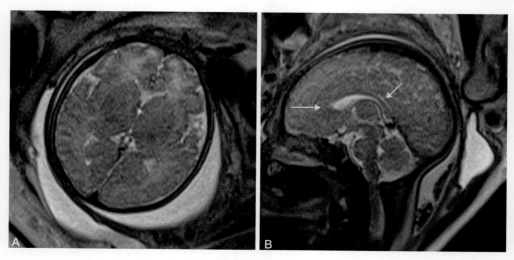

图 1-2-2　头部

妊娠 38 周。A. T_2WI 横断位像。脑室内脑脊液呈高信号，因此胎儿大脑表面的结构能清楚显示。脑沟在妊娠 15 周形成，到妊娠 27 周变得明显。B. T_2WI 矢状位像，易于观察胼胝体（箭头）、脑干、小脑和第四脑室的形态

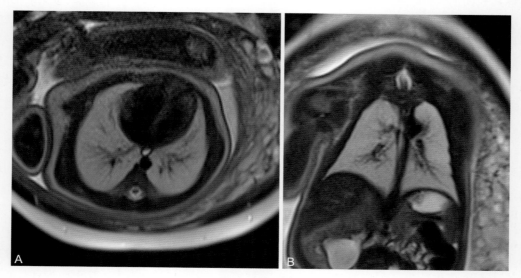

图 1-2-3　胸部

妊娠 38 周。A. T_2WI 横断位像；B. T_2WI 冠状位像。胎儿肺泡中没有空气，充满肺液。由于肺液在 MRI 上显示出与脑脊液和羊水相同的信号，因此充满肺液的肺野在 T_2WI 上呈高信号，在 T_1WI 上呈低信号，在 T_2WI 上与胸壁肌肉信号对比鲜明，肺野信号随着胎龄的增长和肺部的发育而增加。因此，成熟胎儿的肺在 T_2WI 和 TrueFISP 上均表现为高信号。在 T_2WI 上肺血管和心血管均呈低信号，在高信号肺野中可以观察到低信号树突状结构的肺血管，而心血管由于缺乏对比，细节难以分辨

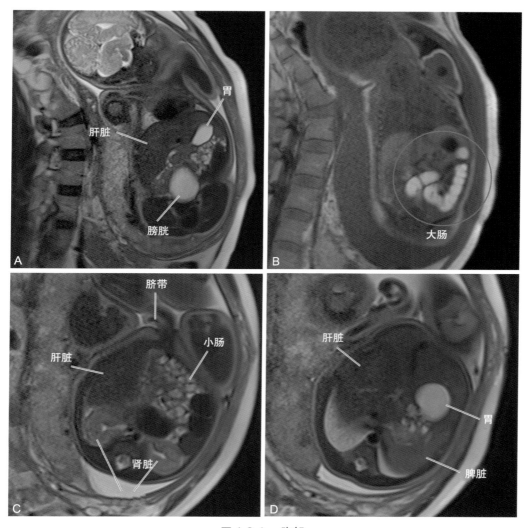

图 1-2-4　腹部

妊娠 38 周。A. 在常规 T_2WI 中，除羊水外，充满羊水的空腔，胎儿的胃、消化道、肾盂和膀胱均表现为高信号，因此非常适合检查囊性病变，如卵巢囊肿和肺囊性病变。肝脏是一个大的三角形器官，T_2WI 信号强度低，但易于识别。B. T_1WI 胎儿的垂体、甲状腺和肝脏表现为稍高信号，包括胎粪在内的肠道（主要是大肠）表现为高信号。C、D. T_2WI 横断位显示椎体两侧肾脏的图像，脾脏位于左上腹部背侧，与肝脏相比信号略高

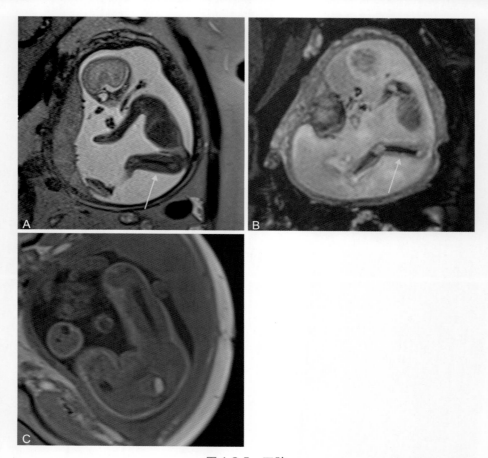

图 1-2-5　四肢

A. T₂WI；B. 使用 EPI DWI（T₂*）。股骨（箭头）的骨干与骨骺中分别具有不同的骨髓信号和软骨信号，T₂* 更容易观察骨骼的形态。C. T₁WI 妊娠 30 周左右，可以观察到四肢的皮下脂肪

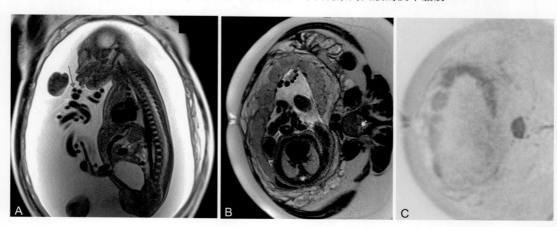

图 1-2-6　胎儿附属物

A. T₂WI 矢状位，妊娠 32 周。胎儿周围充满羊水，在 T₂WI 上显示为高信号。脐带有 3 个结构，两条较细的脐动脉（红色箭头）和一条较粗的脐静脉（黄色箭头），像绳子一样扭曲漂浮于宫腔。B. T₂WI；C. DWI，妊娠 32 周。在 T₂WI 上胎盘表现为异质性的高信号结构，DWI 也具有高信号。胎盘中的信号随着孕周的增加而成熟，变得更加异质性和结节状

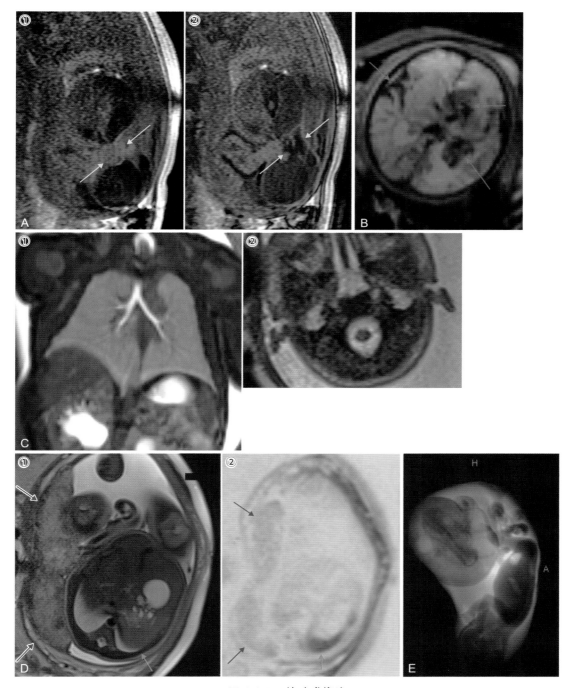

图 1-2-7　特殊成像法

A. T₁ 化学位移成像 [脂肪（黄色箭头）；①同相位，②反相位]；B. T₂*WI[出血（红色箭头）]；C. 3D True FISP（真稳态自由进动序列）（①支气管，②外耳道）；D. DWI[脾脏（蓝色箭头），胎盘（紫色箭头）；① T₂WI，② DWI]；E.胎儿造影术

（5）弥散加权成像（DWI）：在 DWI 图像上水分子弥散减少的区域表现为高信号，高信号病变还包括胎盘内梗死和肿瘤性病变。由于正常的脾脏和肾脏也表现为高信号，因此也可用于识别脾脏、肾脏及检测骨盆。胎盘和肌肉层之间的对比度良好，结合 T_2WI 可用于评估胎盘形态。近年来，据报道称 DWI 也可用于胎盘功能评估[5]。

（6）DIXON 法：常规的脂肪抑制是一种频率选择性脂肪抑制方法，称为 CHESS 法。DIXON 法是一种水脂分离的脂肪抑制方法，它可以敏锐地检测到微量的脂肪。例如，在卵巢畸胎瘤中，通过 DIXON 法可发现脂肪成分的信号受到抑制，并且可以确认脂肪的含量。由于胎儿发生的肿瘤病变中的脂肪成分非常微量，体积通常也很小，因此 DIXON 法这种灵敏的脂肪检测方法非常适合。

（7）三维容积成像：三维容积成像可以获得超薄的高分辨图像。使用此原始图像，可以根据需求在工作站上重建任意断面的图像。必要时，可用来评估气管和唇腭裂等精细结构。

（8）MR 胎儿造影：使用重 T_2 加权像扫描，范围包括整个胎儿的厚度，成像时间为 1～2 秒。可提供类似于三维超声的三维图像，易于非影像专业的临床医师和患者的理解，还可以获得有关胎儿轮廓、胎儿与脐带的位置关系及羊水量的补充信息。

第三节　胎儿 MRI 及超声的应用价值

妊娠晚期的胎儿，超声检查只能描绘身体的一部分。而 MRI 可以进行胎儿全身成像，对不同的胎儿疾病，MRI 都有非常高的诊断价值（图 1-3-1）。但是，目前的 MRI 很难对胎儿进行动态观察。另外，由于胎动产生伪影等缺点，所以胎儿影像学检查方法，特别是筛查应优先考虑超声检查。本节比较了 MRI 和超声检查方法，以及在胎儿诊断中超声和 MRI 检查的应用价值。

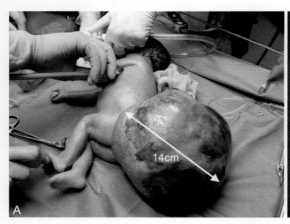
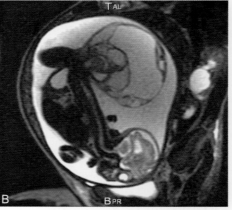

图 1-3-1　骶尾部畸胎瘤

A. 巨大骶尾部畸胎瘤；B. 与 A 图相同的病例。在 MRI 中可以观察到胎儿及肿瘤的整体情况，但在出生前的超声检查中无法做到这一点

1. 超声检查和 MRI 的特征

现在的超声检查是用动态影像观察胎儿的。也就是说，不是像 MRI 那样一边重复断层图像，一边在脑海中重筑胎儿结构，而是连续性地诊断胎儿，从这一意义上来说，这正是实时的评价。与以胎儿形态评价为主的 MRI 相比，包括功能评价在内，通过动态图像的超声检查获得的信息量比 MRI 要大得多。例如，胎儿的心动过速和心动过缓等心率异常，只有通过动态影像的超声检查才能诊断出来。可以说，超声检查的有效性就在于此。

与超声检查相比，MRI 可以更清楚地描绘出组织的差异。此外，超声检查主要由妇产科医师进行，而 MRI 主要由放射科医师进行影像读片，因此客观性可能更高。通过对两者进行比较，可以获得更有效的诊断。为了使超声和 MRI 检查两者并用成为有效的手段，从事胎儿诊断的妇产科医师和放射科医师平时的钻研及相互沟通是很重要的。

MRI T_1WI 中胎儿的皮下脂肪呈高信号，容易观察胎儿的外观。另一方面，T_2WI 则更清晰地描绘出软组织之间的信号差异。除此之外，还可以通过羊水成像来获得类似立体图像等，MRI 的图像重建今后有望得到进一步发展（图 1-3-2）。此外，以前的 MRI 仪器成像所需时间长达数十分钟，因此需要事先在母体内给胎儿注射麻醉药，使胎儿镇静，抑制胎动等前期措施，但最近超高速成像成为可能。磁共振设备也变得更常见。在不久的将来，可以期待利用 MRI 对胎儿进行动态图像诊断。

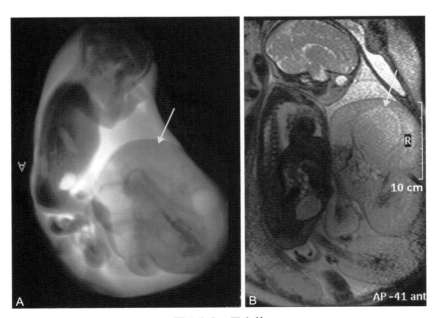

图 1-3-2　无心体

A、B 图为同一病例。与常规 MRI（B）相比，羊水成像（A）的胎儿表面显示得更清晰，子宫内结构看起来更立体。箭头表示无心体（参见图 3-0-36）

2. 胎儿头部疾病

　　胎儿头部异常可以分为外观异常和内部结构异常。MRI 对于任何一种异常，可以和超声检查同等程度或者更清晰地描绘出来。这里以单眼症作为外观异常的示例，注意 MRI 不仅能清楚地描绘出外观，还能清楚地描绘出颅内结构（图 1-3-3）。例如胎儿颅内出血作为颅内结构异常，用超声成像观察妊娠晚期的胎儿头部时，横断面以外的矢状面和冠状面极难描绘。MRI 可以自由设定成像平面，这可以说是 MRI 的一大优点（图 1-3-4）。

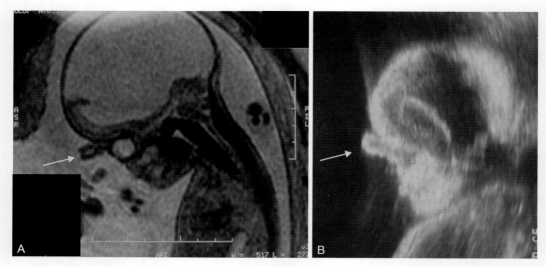

图 1-3-3　单眼症

A. MRI；B. 超声影像。眼睛在中间只有一个，鼻子（箭头）在眼睛以上。MRI 显示颅内结构清晰，几乎没有脑实质

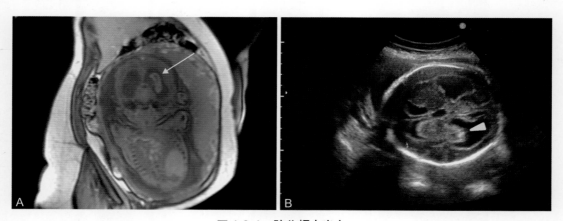

图 1-3-4　胎儿颅内出血

A. MRI；B. 超声影像。MRI 为头颅冠状位影像，可见脑室内出血信号较高（箭头）。超声图像是头部横断位影像，该部位被描绘成稍高回声（箭头）

3. 胎儿胸部疾病

如上所述，根据 MRI 检查可以明确区分组织差异。这在超声检查中是困难的，而 MRI 对胎儿胸部疾病诊断有时有很大贡献。例如，在膈疝中，通过区别描绘肺和肝脏，可以评价有无肺发育不全。这不仅说明 MRI 对胎儿膈疝的诊断比超声检查更客观，而且对提示预后的评价也可能有价值（图 1-3-5）。但是目前，MRI 无法与胎儿心脏的运动同步构筑影像，所以它还无法适用于胎儿心脏病的诊断。

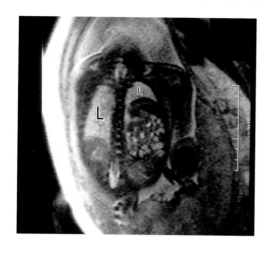

图 1-3-5　**膈疝**
MRI（T₂WI）图像。左胸廓内脾脏和肠道陷入，左肺（小 L）受压迫。右肺（大 L）正常

4. 胎儿腹部疾病

对于胎儿消化道疾病（肠道闭锁导致的肠道扩张等），通过超声检查进行诊断就足够了，MRI 基本上并不适用。对于肾等泌尿系统的疾病和腹壁异常也是如此。但是，MRI 有时能很好地诊断肿瘤性病变（图 1-3-6）。

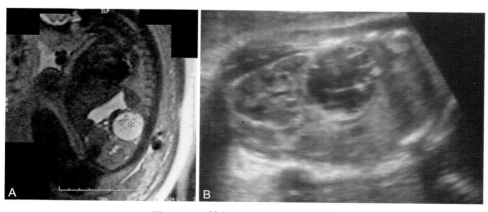

图 1-3-6　**神经母细胞瘤（肾上腺）**
A. MRI 影像；B. 超声影像。均在肾脏的顶部发现囊性肿块（*）。在超声影像中，很难鉴别是肾上腺出血还是肿瘤性病变。另外，MRI 的 T₂WI 中呈高信号且有间隔，T₁WI 中呈等至低信号，由此可以推测肿块是内容物水分多的肿瘤性病变

5. 其他胎儿疾病

　　MRI 可以在一个层面上描绘妊娠晚期的胎儿，因此与超声检查相比，容易识别病变的位置（图 1-3-7）。在胎儿周围不存在一定量的羊水时，超声检查很难获得清晰的胎儿影像。另外，MRI 观察胎儿可与羊水量无关，因此对于破水后和波特（Potter）综合征等羊水过少病例特别有用。

　　与超声检查相比，MRI 可以获得更客观、更容易理解的胎儿影像，因此在向其父母说明时也是有用的。

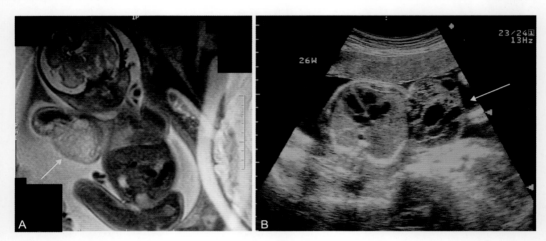

图 1-3-7　腋窝肿块
A. MRI；B. 超声影像。与超声图像相比，MRI 更容易理解肿块（箭头）的位置和形状

主要参考文献

[1] 増﨑英明：臨床産科超音波診断一画像でみる産科学，第 2 版，メディカ出版，大阪，2009

[2] 増﨑英明，福崎博孝：裁判例から学ぶインフォームドォコンセント一患者と医療をつなぐために，民事法研究会，東京，2015

[3] 日本医学放射線学会 (編)：画像診断ガイドライン 2016 年版 . 第 2 版，金原出版，東京，2016

[4] Nemec U et al: The skeleton and musculature on foetal MRI: Insights Imaging 2: 309-318, 2011

[5] Bonel HM et al: Diffusion-weighted MR imaging of the placenta in fetuses with placental insufficiency. Radiology 257: 810-819, 2010

[6] Masuzaki H: Fetal diagnosis.Acta Med Nagasaki 52: 1-6, 2007

[7] 増﨑英明：MRI(跆児への応用). 臨床産科超音波診断第 2 版，メディカ出版，大阪：307-316，2009

第2章

各部位的形态异常

第一节 脑 神 经

1. 脑室扩张、脑积水

■ 发病机制

胎儿期脑积水是在宫内诊断的脑积水，可以分为原发性或继发性两种。它被定义为脑脊液在脑室或蛛网膜下腔的异常潴留，呈脑室扩大，使其处于颅内压升高的状态。先天性脑积水是由于胚胎时期的脑室异常扩张而出现的脑积水，通常在1岁左右被诊断出来。通过胎儿 MRI 可诊断胎儿期脑积水。

在诊断胎儿期脑室扩大时，与孕周无关，采用侧脑室三角区横径（atrial width，AW）作为测量诊断标准，10mm 为临界值（图 2-1-1，图 2-1-2）。

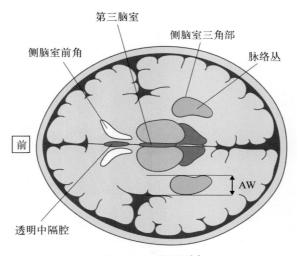

图 2-1-1　**AW 测定**

引自：［森巍（**监**）：胎**儿诊**断・管理の ABC，第 5 版，金芳堂，京都：89，2019 より引用］

在正常人中也可以看到轻度的脑室扩大和侧脑室大小的偏侧性差异，所以胎儿期的脑室扩大不一定就是脑积水的表现。

脑积水的病理是脑脊液循环障碍。脑脊液产生过剩引起脑积水的可能性很少见，多数是由梗阻引起的。表 2-1-1 列举了可能导致脑脊液梗阻的病因。

脑积水分为妊娠早期发病（非交通性脑积水）和妊娠中期以后发病（交通性脑积水），因此最好在妊娠 18 周和 30 周左右进行两次评估。

在并发症方面，据估计 70% ～ 80% 的病例与严重的畸形有关，而单纯性脑积水只占15%。当产前发现胎儿脑积水时，全面评估躯干在内的合并畸形也尤为重要（图 2-1-1）。

如表 2-1-1 所示，脑积水的背景病理各不相同，即使脑室测量大小相同，预后也各不相同。AW 在 15 ～ 20mm 及以上时，脑脊液引流的必要性增高，但与预后预测无关。预后取决于脑积水的原发病因、颅内压增高状态的持续时间、脑脊液引流术前的脑损伤程度及引流手术的并发症等。

表 2-1-1　**脑积水的病因及脑脊液梗阻部位**

		原发病因	肿块	出血	炎症	其他
脑室内梗阻性脑积水	Monro 孔（或室间孔）堵塞	先天性 Monro 孔闭塞症 透明隔囊肿 鞍上池蛛网膜囊肿	结节性硬化症 硬脑膜血肿 下丘脑肿瘤 脉络丛囊肿	早产儿硬脑膜下出血	脑膜炎	
	中脑水管堵塞	中脑导水管狭窄 颅骨闭合不全（颅骨裂） 脊髓脑膜瘤 四叠体池蛛网膜囊肿 前脑无裂畸形	松果体瘤 脑干肿瘤	早产儿硬脑膜下出血	脑膜炎	
	第四脑室出口梗阻	脊髓膜瘤 Dandy-Walker 综合征 颅后窝囊肿	肉芽肿 硬脑膜瘤 脉络丛囊肿	早产儿硬脑膜下出血	脑膜炎	
脑室外梗阻性脑积水	基底节区梗死	脊膜瘤 前脑无裂畸形 颅骨闭合不全	脑脊液播散	蛛网膜下腔出血 分娩外伤伴小脑幕裂伤	脊膜炎	颅底凹陷症
	蛛网膜颗粒闭合	前脑无裂畸形	脑脊液播散	蛛网膜下腔出血	脊膜炎	神经精神症状
	颅内静脉压升高	颅骨闭合不全 软骨发育不全 颅缝早闭				静脉窦血栓形成

资料来源：胎儿期水頭症ガイドライン編集委員会（編）：胎儿期水頭症—診断と治療ガイドライン，第 2 版，金芳堂，p16，2010 より引用[1]

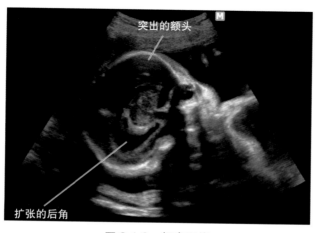

图 2-1-2　**超声图像**
中度脑室扩大的病例。由于脑室后角薄弱，故先扩张的是后角

2. 胎儿期颅内出血及脑积水

■ 发病机制

胎儿期颅内出血已知的原因是母体高血压、外伤、母体凝血系统异常、细菌或病毒感染、脐带和胎盘的异常、胎脑动静脉畸形等。常见的出血位置包括脑室内硬脑膜下脆弱的生发基质（germinal matrix）及脉络丛。超声影像可初步诊断颅内出血，通常需要MRI检查进行确诊，MRI可确认出血范围及有无脑实质损伤。当出血导致胎儿继发贫血时，胎儿可能会出现水肿，因此产前诊断需要确认有无胸腔积液、腹水和皮下水肿等症状。

预后是可变的，但应考虑到出血的部位和范围、出血的时间、脑室扩张的程度及是否有脑实质损伤。有严重的颅内出血或脑室周围白质软化症（PVL）、早期发病、明显的脑室扩大或颅内出血的病例，预后较差。

■ 病例提示

【超声】见图2-1-3。

【MRI】与图2-1-3不同的病例。T_2WI（图2-1-4A）示左侧尾状核增大，呈肿块状的异常信号（黄色箭头），左侧脑室连续存在。在脂肪抑制的T_1WI（图2-1-4B）上，可明显观察到呈高信号的出血灶（黄色箭头）。并且，在T_2^*WI（图2-1-4C）上，右侧头部的蛛网膜下腔出血（红色箭头）和左额叶的脑实质内出血也很明显。左额叶脑实质（图2-1-4D）显示高信号（蓝色箭头），被认为脑实质损伤。

本例中发现的双侧额叶深部白质、左顶叶和枕叶深部白质的T_2WI高信号区反映了急性脑积水引起的静脉灌注障碍所伴随的变化（水肿）。

T_2WI用于脑实质评估，T_2^*WI对出血范围的评估很敏锐。

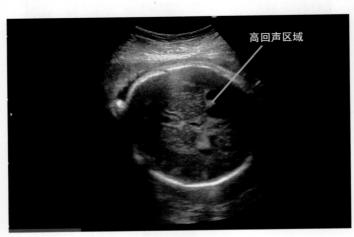

高回声区域

图 2-1-3　超声图像

头部横断位像。在一侧的侧脑室内，可见高回声区域

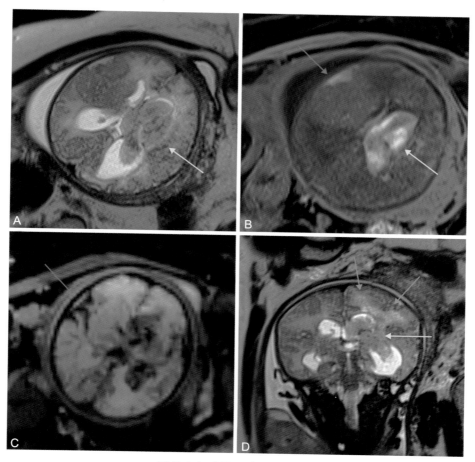

图 2-1-4　MRI（妊娠 37 周）

与图 2-1-3 不同的病例。A ～ C. 横断位（A. T_2WI；B. 脂肪抑制 T_1WI；C. T_2^*WI），D. 冠状位（T_2WI）

3. 胼胝体发育不良、胼胝体缺失

■ 发病机制

胼胝体发育不良，指连接两半球的连合纤维的完全或部分发育缺陷。

胼胝体在妊娠 18 ～ 20 周形成，因此胼胝体缺损的产前诊断通常在妊娠 30 周左右进行。胼胝体缺损本身不影响生命预后，取决于合并畸形的程度，该病常与染色体异常有关，并常因各种颅内和头部以外的畸形而变得复杂。T_2WI 横断位成像用于脑室形态评估，T_2WI 矢状位成像可以诊断胼胝体是全缺损还是部分缺损，但当胎儿较小时，很难区分这两种情况。

■ **病例介绍**

【超声】图 2-1-5。

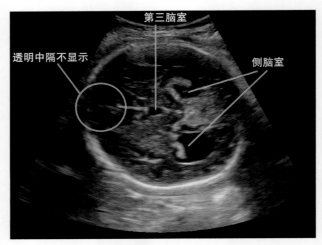

第三脑室

透明中隔不显示

侧脑室

图 2-1-5　超声图像
侧脑室扩大，第三脑室扩张，透明中隔不易被见到

【MRI】与图 2-1-5 相同病例。在横断位（图 2-1-6A、B）中，两侧脑室向后角明显扩张（colpocephaly），侧脑室前角异常分离，缺乏特征性向内弯曲，常表现为泪滴状。冠状位（图 2-1-6C）显示半球间裂与第三脑室连续征象（interhemispheric fissure sign），矢状位（图 2-1-6D）显示脑回从第三脑室呈放射状走行征象（radial arrangement），可以诊断胼胝体缺损。在出生后的第 30 天，也可观察到类似的影像学表现；4 岁时，发育智力没有异常。

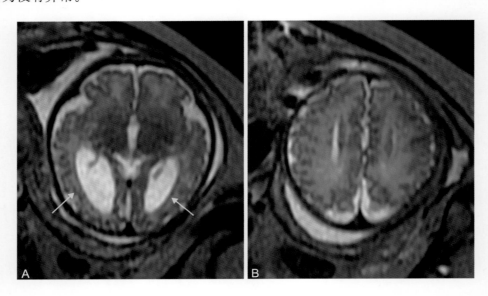

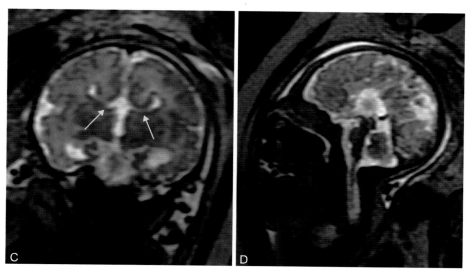

图 2-1-6 MRI（妊娠 34 周）
与图 2-1-5 相同的病例，T_2WI。A、B.横断位；C.冠状位；D.矢状位

■ 相关内容

胎儿 MRI 在胼胝体发育不良的诊断中起着重要作用，因为超声图像往往仅诊断为胎儿脑积水。为了诊断胼胝体缺损，关注脑室的形态是很重要的，典型的是侧脑室枕角增大，即 Colpocephaly 综合征。冠状位半球间裂与第三脑室连续的图像被称为驼鹿头征（moose head appearance）。矢状位脑回从第三脑室呈放射状走行的图像被称为轮辐征（spoke-wheel appearance）。

4. 蛛网膜囊肿

■ 发病机制

胎儿时期蛛网膜囊肿与出生后不同，多发生于大脑半球间、四叠体池。脑脊液的产生和蛛网膜下腔的形成是在胚胎 15 周左右发生的。由于脑脊液的作用，蛛网膜和软膜不规则分离，形成蛛网膜下腔，这一过程的异常导致蛛网膜囊肿的形成。关于蛛网膜囊肿的扩大机制，被推测为囊壁的液体分泌，又或者是囊壁呈活瓣作用等。多数在妊娠 20 周后被诊断。

无论是超声还是 MRI，有时都难以仅通过产前影像与其他囊肿性病变进行鉴别，为了更好地诊断，出生后的随访观察很重要。

在妊娠期间，大部分情况下囊肿大小没有变化，但也有报告显示囊肿会因自然的破裂而缩小。脑积水是一种罕见的并发症，但在大脑半球间或四叠体囊肿中更为常见。它较少与其他畸形联系在一起，大多数病例都为单发性。在不伴有其他中枢神经系统和染色体异常的情况下，预后被认为是良好的，90% 以上的病例可以正常发育。

Ⅰ.鞍上蛛网膜囊肿

■ 病例介绍

【超声】图 2-1-7。

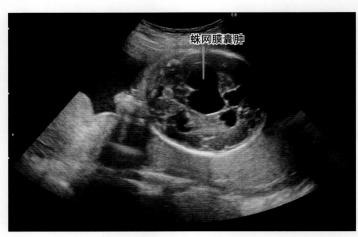

图 2-1-7　超声图像
蛛网膜囊肿扩大，侧脑室也伴随扩大

　　【MRI】与图 2-1-7 相同病例。妊娠 25 周（图 2-1-8A、B）时，在脑干腹侧可见一个单发的囊性病变（黄色箭头），其内容物与脑脊液信号相同。视神经被向上压迫，怀疑是蛛网膜囊肿（四叠体囊肿）。妊娠 35 周（图 2-1-8C、D）时，囊性病变明显增大，导致双侧侧脑室扩张，产生非交通性脑积水。出生后 2 天（图 2-1-8E），在鞍上部发现囊性病变，垂体形态前移，第三脑室底和视交叉（红色箭头）向头侧偏移。由于第三脑室底部的抬高，中脑导水管狭窄，可能是脑积水的原因。

■ 相关内容

< 鉴别诊断 >
（1）脑室内
● 神经上皮囊肿：与蛛网膜囊肿相比，T_1WI 的信号比较高，可能是多灶性的。
● 脉络丛囊肿：发生于侧脑室脉络丛内，如 18- 三体综合征。
（2）颅底鞍上部
● 肿瘤性囊肿。
● Rathke 囊肿。
（3）颅后窝
● 颅后窝池增宽（巨大枕大池）：枕大池短径达 10mm 以上。
● Dandy-Walker 畸形及其相关疾病：第四脑室中间孔闭塞，伴脑干发育异常（参见

本节 "5.Dandy-Walker 畸形和变异")。

（4）其他

● 孔洞脑：裂隙脑室综合征。

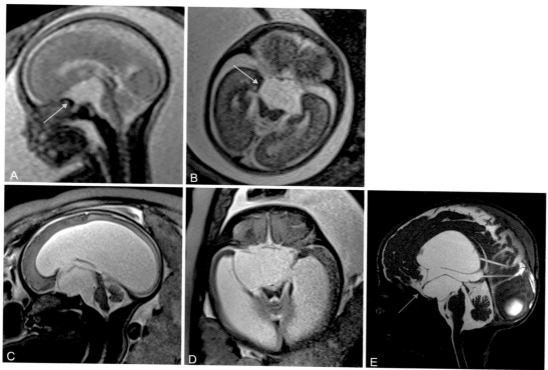

图 2-1-8　MRI（A、B.妊娠 25 周；C、D.妊娠 33 周；E.出生后 2 天）

与图 2-1-7 相同病例，T_2WI。A.矢状位像；B.横断位像；C.矢状位像；D.横断位像；E.矢状位像

Ⅱ.颅后窝蛛网膜囊肿

■ 病例介绍

MRI 妊娠 31 周（图 2-1-9A、B），发现颅后窝脑脊液腔扩大（黄色箭头），但没有发现第四脑室扩大，保持了小脑蚓部的形态，怀疑小脑发育不良和蛛网膜囊肿。出生4 天（图 2-1-9C）后，在枕部颅骨显示小脑半球后方的脑脊液腔扩大（红色箭头）。在矢状位图像上表现为囊泡状结构，上部延伸到枕骨内侧结节（蓝色箭头）之后，到达小脑半球和小脑蚓部上面，下部则延伸至大孔之外。第四脑室脉络丛与小脑蚓部下缘相连接，形态上与蛛网膜囊肿一致。

■ 相关内容

< 鉴别诊断 >

● 巨大枕大池：枕大池的短径达 10mm 以上。

● Dandy-Walker 畸形及其相关疾病：第四脑室中间孔闭塞，伴脑干形成异常（参见本节"5. Dandy-Walker 畸形和变异"）。

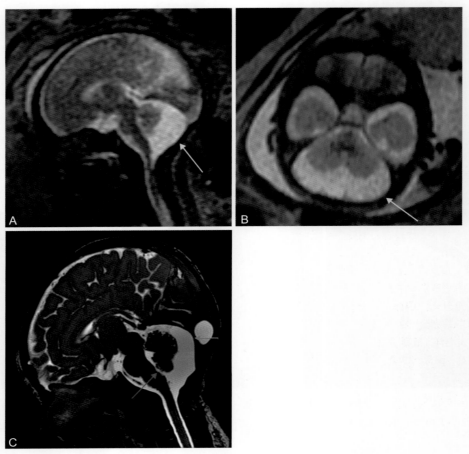

图 2-1-9　MRI（A、B. 妊娠 31 周；C. 出生 4 天）
A. 头部矢状位像；B. 头部横断位像；C. 头部矢状位像

5. Dandy-Walker 畸形和变异

■ 发病机制

Dandy-Walker 被定义为小脑蚓部下部的缺损或发育不良，加上原始第四脑室顶盖呈囊状扩张。颅后窝正中可见囊腔，称为 Dandy-Walker 囊肿，是菱脑盖板上膜性部（AMS）残留呈囊状扩张的状态（图 2-1-10）。

已知 Dandy-Walker 畸形及变异与中枢神经系统畸形、合并中枢神经外畸形、染色体异常相关，疑似该病时建议行胎儿染色体检查。

畸形在妊娠 8 ～ 9 周之前开始。但是，在妊娠 18 周以前，即使正常，由于小脑很小，假阳性的可能性也会变高。特别需要注意的是仅根据小脑蚓部小的表现进行诊断。妊娠期间颅后窝囊肿、脑室、枕大池的扩大缓慢进行。脑室快速扩大的病例较少见。出生后转归取决于相关合并畸形或染色体异常。

枕大池的正常前后径不会超过 10mm。在超声影像中，由于小脑发育不良，枕大池相对扩大则被怀疑为本病。

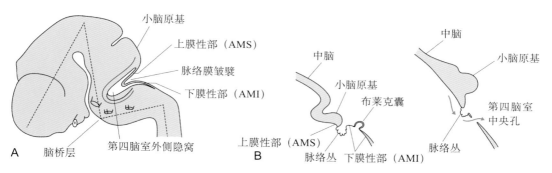

图 2-1-10　**菱脑盖板变化**

A. 脑桥屈和菱脑盖板的变化。在脑桥屈的同时，菱脑盖板向腹侧凹陷，形成脉络膜皱襞（plica choroidea）。由此，吻侧被称为上膜性部（area membranacea superior，AMS），随着小脑原基的发展而退化。尾侧被称为下膜性部（area membranacea inferior，AMI），是第四脑室的脉络组织。B. 下膜性部的变化与第四脑室中央孔的开口。上膜性部（AMS）和小脑原基脉络膜皱襞之间的膜，随着小脑及脉络丛的形成而退化。因此，脉络丛与小脑原基相接，位于尾侧。在下膜性部（AMI）中，会一时性地产生被称为布莱克囊的背侧膨胀，不久就会在蛛网膜下腔开口，形成第四脑室中央孔

引自：大場洋（編著）：小児神経の画像診断—脳脊髄から頭頸部・骨軟骨部まで、学研メディカル秀潤社，東京 . p19，2010 より引用；左記文献では本項の文献 1[3] からの改変図として掲載されている[4]

■ **病例介绍**

【超声】图 2-1-11。

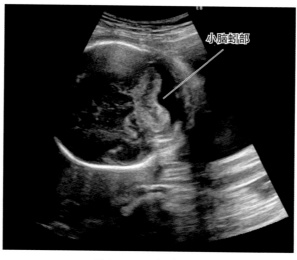

图 2-1-11　**超声影像**

Dandy-Walker 畸形。头部横断面（可以看到小脑的断面）

【MRI】与图 2-1-11 同一病例。在横断位图（图 2-1-12A）中，发现小脑蚓部比半球小，发育不全。矢状位像（图 2-1-12B）中，发现小脑蚓部下部发育不全，颅后窝腔扩大。背侧的脑脊液腔的扩大到达小脑上表面，静脉窦交汇处略微抬高。发现小脑蚓部发育不全，疑似为布莱克囊肿（后述）、Dandy-Walker 畸形，本病例出生后被指出肌肉张力降低，疑似先天性肌肉萎缩。出生 1 岁 6 个月的 MRI（图 2-1-12C、D）显示福山型先天性肌营养不良的表现（脑回发育不全、白质病变，小脑小囊状结构：箭头）。Dandy-Walker 综合征与福山型肌营养不良的关联尚不清楚。

小脑蚓部有凹陷，怀疑为 Dandy-Walker 综合征，但不是典型病例。

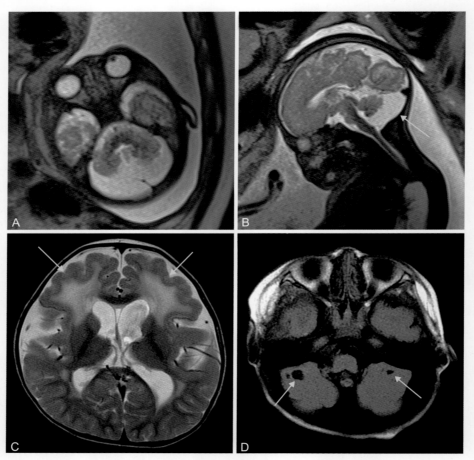

图 2-1-12　MRI（A、B. 妊娠 33 周；C、D. 出生后 1 岁 6 个月）

与图 2-1-11 相同的病例。A. T_2WI 横断位像；B. T_2WI 矢状位像；C. T_2WI 横断位像；D. T_1WI 横断位像

　　Dandy-Walker 综合征的 MRI 表现为小脑蚓部下部缺损或发育不良，第四脑室囊状扩大，小脑幕静脉窦交汇抬高，向上方偏移的小脑蚓部或小脑半球的前侧方偏移。通过头部 T_2WI 矢状面图像评价第四脑室的形态，通过横断位图像评价小脑蚓部是有用的。拍摄三维 True FISP 后，可以在任意切面进行观察。

■ 相关内容

＜鉴别诊断＞

- Dandy-Walker 畸形：脑室轻度扩大，发现小脑蚓部下部发育不全（图 2-1-11）。
- 布莱克囊肿：在第四脑室中央孔开口的前一阶段看到的布莱克囊直接扩展的东西（图 2-1-10）。小脑蚓部基本正常形成，如图 2-1-13 所示，囊肿通常不会越过枕内隆起向小脑上表面发展，因此没有发现窦汇的高位。Dandy-Walker 畸形最近被认为是与布莱克囊肿相同的畸形。
- 巨大枕大池：小脑蚓部正常，枕大池扩张。
- 蛛网膜囊肿：菱脑盖板背侧发生的蛛网膜来源的囊肿。第四脑室正常发育。小脑也只有压迫，无发育异常（图 2-1-11）。

	菱脑盖板来源的囊肿		蛛网膜来源的囊肿	
囊肿	Dandy-Walker 囊肿	布莱克囊肿	蛛网膜囊肿	巨大枕大池
起源	菱脑盖（上膜性部）	菱脑盖（下膜性部）	蛛网膜	蛛网膜
小脑蚓部	缺失、发育不全	发育正常	发育正常	发育正常
颅后窝	扩大	正常	有时扩大	正常
窦汇、横窦高度	高位	正常（有时伴窦汇发育不全）	有时高位	正常
图式（矢状位）	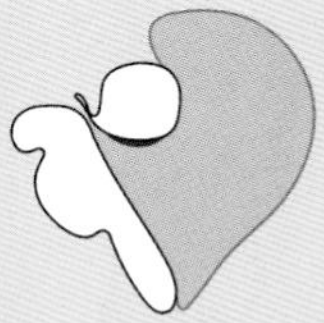	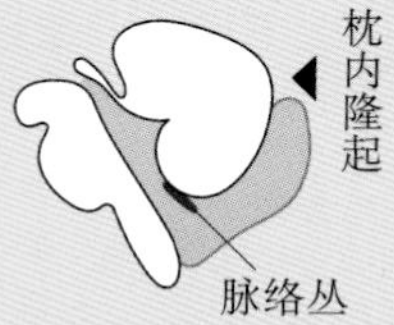	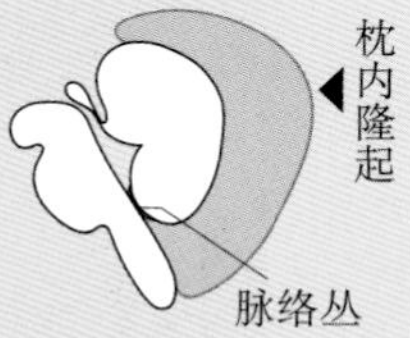	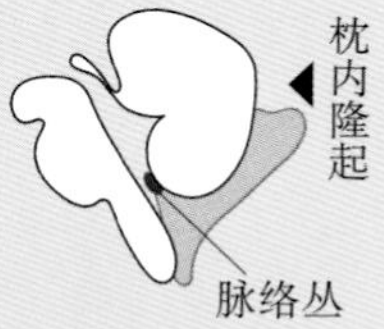
其他	Dandy-Walker 畸形 * 被认为是与布莱克囊肿相同的畸形 布莱克囊肿可导致第四脑室脉络丛向囊肿内发展		蛛网膜门廊：交通性、非压迫性蛛网膜囊肿：囊腔越过枕内隆起 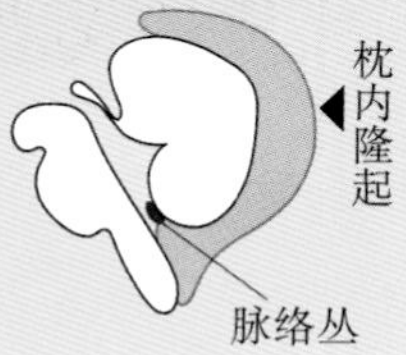	囊腔不越过枕内隆起

图 2-1-13　颅后窝正中囊肿的发育形态与分类

* Dandy-Walker 畸形：由 Nash 报告，由第四脑室及其相连的脑膜组织构成的颅后窝囊肿，伴有小脑蚓部下部的发育不全

引自大場洋（编著）：小児神経の画像診断—脳脊髄から頭部・骨軟骨部まで、学研メディカル秀潤社、東京，p250.2010 より引用：左記文献では本項の文献 1[3] からの改変図として掲載されている [4]

6.外脑症、无脑症

■ 发病机制

外脑症是一种罕见的无法在宫外存活的胎儿寄生型。外脑症被认为是无头盖病的前期阶段，但在脑组织残留、脑漂浮在羊水内这一方面与无脑症不同。由胚胎4周神经管闭锁时异常引起。

作为鉴别诊断，鉴别巨大脑膜膨出和外脑症非常重要，如果是巨大脑膜膨出，则不致死。如果是脑膜膨出，据说一定存在颅圆盖部，脑的一部分位于颅内。妊娠初期有时很难诊断。在外脑症中，妊娠期中从颅骨逃出的脑组织被破坏，结果导致无脑症。不能在出生后生存，如果在妊娠初期就能诊断出来，也应该给予人工流产的选择。

诊断通过超声检查就足够了，MRI不一定是必要的，但是在通过超声得不到信息的时候很有用。

■ 病例介绍

【超声】图2-1-14（病例1、病例2是不同的病例）。

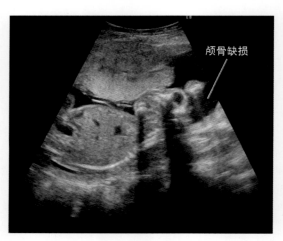

图2-1-14　超声影像
眼眶上方的头部缺损，颅骨无法描绘

◆ 病例1（图2-1-15）

【MRI】在MRI水平面像中，露出的脑组织显示为分叶状的形态（黄色箭头）。在矢状面像中，未被颅骨覆盖的脑组织从后脑露出到羊水中。这是外脑病的表现。

◆ 病例2（图2-1-16）

【MRI】在MRI矢状位中，完全看不到颅骨，几乎看不到脑组织（红色箭头）。脑脊液和羊水交通，露出的脑组织被破坏并显示出尖峰状，无脑症。

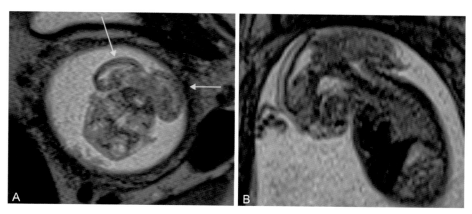

图 2-1-15　MRI（妊娠 17 周）
病例 1，T_2WI。A. 横轴像；B. 矢状位像

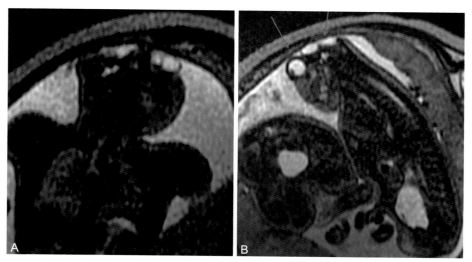

图 2-1-16　MRI（妊娠 35 周）
病例 2，T_2WI。A. 冠状位像；B. 矢状位像

■ 相关项目

（米老鼠头征）[5]（病例 1，图 2-1-15）

这是表示从颅骨缺损部向外呈分叶状脱出的脑组织形态的信号。由于暴露在羊水中的脑组织会随着妊娠过程被破坏，因此该标志在妊娠初期被认可。

（巴特·辛普森头征）（病例 2，图 2-1-16）

表示逃脱的脑组织被破坏后几乎消失，成为锯齿状形态的信号。

< 鉴别诊断 >

● 脑肿瘤：颅骨已形成。妊娠初期常很难鉴别。

● 羊膜索综合征：缺损为左右不对称。除头部以外，趾、四肢、躯干等多个部位发现有缺损。如果能确认索状羊膜索，就可以鉴别。

● 重度小头症：颅骨保留。脑实质虽然很小但也存在。

7. 全前脑畸形

■ 发病机制

妊娠 6 ～ 9 周发生的前脑分割成 2 个半球不全、侧脑室形成不全。

据说也有从妊娠 10 周左右开始就可以诊断的例子[6]。多种致病基因被鉴定，分为 4 个亚型，从重症开始依次为：①无分叶（alobar）型；②半分叶（semilobar）型；③分叶（lobar）型；④中央部半球变异（表 2-1-2）。

脑畸形根据大脑皮质、丘脑、下丘脑矢状方向分离程度分类：①无分叶型正中线上结构缺失，半球无边界，仅存在单一脑室，丘脑前后吻合。②半分叶型为半球部分分离，结果发现前脑不完全分割，丘脑不完全愈合。表现为完全大脑镰缺损，可与脑积水相鉴别。③分叶型中皮质照常被分割，还存在 2 个丘脑，但胼胝体和透明中隔、嗅索、嗅球有异常。后来在中央部半球变异中，发现额叶、后方顶叶分离不全，但额叶极和枕叶经常分离。

与染色体异常关系密切（约 40%，其中 75% 为 13- 三体），颜面畸形多发。也有头部以外的畸形。诊断中，使用不同的分类表现脑畸形和面部畸形。

无分叶型、半分叶型是致死性的。出生 1 周内死亡，分叶型可存活，但有严重的智力障碍。应进行充分的知情同意，如果是妊娠 21 周之前，也可以选择人工流产。

全前脑病不会随着妊娠周数而改善。

■ 病例介绍

【超声】图 2-1-17（病例 1、病例 2 是不同的病例）

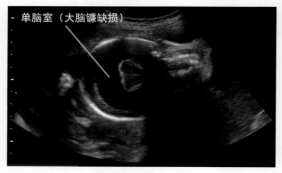

图 2-1-17　超声影像

左、右脑室连续，大脑镰缺损

◆ 病例 1

【MRI】妊娠 21 周时，头部中线回声不清晰，申请进行详细检查。冠状面像（图 2-1-18A）可见单个脑室及前方脑组织，半球界限不清，丘脑愈合（黄色箭头）。矢状面像（图 2-1-18B）中发现扁平的脸部结构和鼻子发育不全，疑似脸部畸形（红色箭头）。该病例是无分叶型的全前脑病，进行了人工流产。患儿外观无鼻，有唇裂，右手、左足多指（趾）。

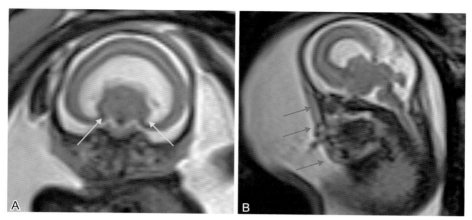

图 2-1-18　MRI（妊娠 21 周）

病例 1，T_2WI。A. 冠状位像；B. 矢状位像

◆ **病例 2**

【MRI】超声影像疑似胎儿期脑积水，申请 MRI 检查。在横断位（图 2-1-19A）中，脑实质仅在前头部（蓝色箭头）可见，背面的脑室只见单一的大囊肿（白色箭头）。额叶可以识别左右半球间裂。冠状位像（图 2-1-19-B）显示丘脑不完全愈合（紫色箭头）。该病例是半分叶型的全前脑病。

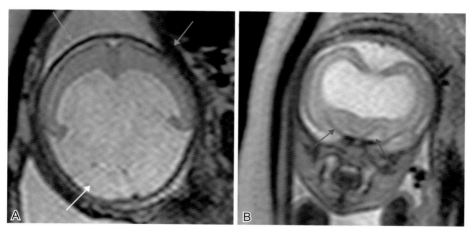

图 2-1-19　MRI（妊娠 26 周）

病例 2，T_2WI。A. 冠状位像；B. 矢状位像

■ **相关项目**

< 鉴别疾病 >

● 中脑水管狭窄：头围多扩大，发现第三脑室扩大，丘脑没有愈合，存在透明中隔。

● 孔脑症：通常表现为不对称性脑室扩大。

表 2-1-2　全前脑病的形态分类

项目	大脑皮质正中不分裂（球形脑）	假半球间裂	背囊	假胼胝体
无分叶型	++	-～±	++	-
半分叶型	++	±～+	+～++	-～±
分叶型	+～++	++	±～-	+～++
中央部半球变异	+	++	-	+～++

++. 明确可见；+. 可见；±. 隐约可见；-. 不可见。

资料来源：大場洋（编著）：小児神経の画像診断—脳脊值から頭頸部・骨軟骨部まで、学研メディカル秀潤社，東京：219, 2010 より改变

8. 裂脑症（孔脑症）

■ 发病机制

　　裂脑症是大脑皮质到达脑室，蛛网膜下腔和脑室交通的状态下皮质发育异常。以前作为同义词被称为孔脑症。大脑皮质的发育分为神经管发育（3～4周）、区域特异性（4周以后）、腹侧诱导（5～6周）、神经细胞产生（6～20周）、移动（6～20周）、轴突、突触形成等阶段。大脑皮质发育异常是由于上述发育过程的障碍而导致的大脑皮质形态异常。原因分为原发性和继发性。原发性是神经发育和移动中的初期异常，继发性（这个频率更高）是正常脑的外部障碍导致皮质破坏的原因。裂脑症不伴有多小脑回，仅在高度怀疑胎儿后期以后的破坏性病变时，多称为孔脑病，狭义的裂脑症中一定伴有多小脑回。一侧性、两侧性均可见，但 3 处以上的裂隙很少见。根据病变的部位和大小，症状不同，预后也有差异。形成裂沟两侧脑组织相互紧密接触的有 "closed lip" 或 I 型裂脑症，分离或张开的有别于 "open lip" 或 II 型裂脑症，但无本质区别。继发性的风险因素有血栓、出血倾向、吸毒、外伤、病毒感染等。另外，还报道了常染色体显性或隐性的遗传形式。

　　在超声影像中，在发现非对称的脑室扩大的情况下，怀疑为本病。通过 MRI 可以确认脑空洞结构与侧脑室交通的表现，通过扩散加权像可以敏锐地检测出有无出血或梗死。

■ 病例介绍

　　【MRI】妊娠 28 周，超声影像显示右大脑结构不清楚，被指出大脑中动脉（MCA）无法鉴别。有广泛的裂沟，以右颞叶至枕顶叶为主体，充满脑脊液，与右脑室相通（图 2-1-20）。未发现沿裂沟连续的灰质，可诊断为裂脑症。

　　裂脑症与 MCA 区域一致，通过超声影像无法鉴定 MCA，因此怀疑是血管障碍引起的破坏性孔脑症。

■ 相关项目

< 大脑皮质发育障碍的分类 >

参见表 2-1-3。

< 鉴别诊断 >

● 蛛网膜囊肿：脑实质外病变，脑实质为正常结构。

● 脑积水：通过确认脑实质正常结构进行区分。

● 血管畸形：超声的彩色多普勒方法对诊断有用。

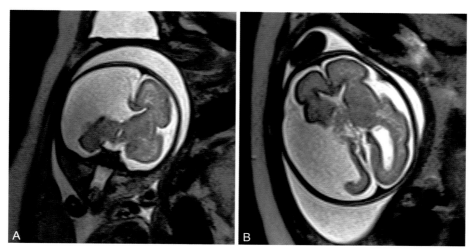

图 2-1-20　MRI（妊娠 28 周）

T_2WI。A. 冠状位像；B. 横断位像

表 2-1-3　大脑皮质发育障碍的分类

产生细胞凋亡异常的疾病	小头症
	小滑脑症
	巨脑症
	单侧巨脑症
移动异常的疾病	经典型滑脑症
	皮质下异位灰白质
	脑室周围异位灰白质
	丸石样脑病
皮质结构异常的疾病	多小脑回
	裂脑症
	局限性异位灰白质

资料来源：大場洋（編著）：小児神経の画像診断 - 脳脊髄から頭部・骨軟骨部まで，学研メディカル秀潤社．東京．232，2010.

9. 髓膜瘤

■ 发病机制

脑（脊）膜膨出在胎龄 4 周之后发生，系由神经管闭合不全引起。内容物从骨和硬膜的缺损部膨出，根据膨出的结构分为隐性颅裂、脊柱裂、脊膜膨出、脑膜膨出、脊膜瘤、脊髓瘤等。

长期预后取决于脊髓畸形的程度和并发症。大多数病例是单发和多发的，并且是多因素的。叶酸参与神经管闭合的机制尚不清楚，但一些研究表明，孕前补充叶酸对预防神经管缺陷是有效的，在受孕前补充叶酸已被证明能有效预防神经管缺陷。

■ 病例介绍

【超声】参见图 2-1-21。

【MRI】图 2-1-21 中的另一个病例，在骶尾部看到一个 7mm 的囊性肿块（箭头）（图 2-1-22）。其内部从椎管内连续出来，信号与脑脊液相当，这是髓膜瘤的影像学表现。

超声检查足以诊断，但 MRI 有助于术前评估神经管缺陷的位置及有无神经受累。MRI 成像对于术前评估神经管缺陷的位置及是否有神经受累是很有用的，应在检查脊柱的同时检查头部是否有异常，并应注意成像的范围。

■ 相关项目

一种需鉴别的情况是骶骨畸胎瘤，尽管畸胎瘤很少是完全囊性的。

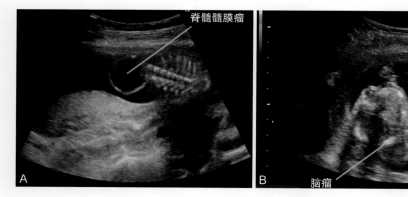

图 2-1-21　**超声影像**

A. 左、右脑室扩大，追踪脊柱时发现有囊肿。B. 与图 A 是不同的病例，为胎儿的矢状位像。可以在颈部的后方发现有实性成分的囊肿

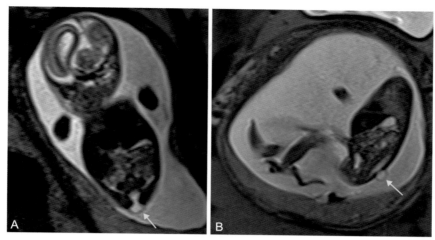

图 2-1-22　MRI（妊娠 18 周）

与图 2-1-21 是不同的病例，T_2WI。A. 冠状位像；B. 矢状位像

10. Chiari Ⅱ 型畸形

■ 发病机制

神经管缺损中，无皮肤覆盖的脊髓髓膜瘤导致的开放脊髓畸形引起 Chiari Ⅱ 型畸形。胎龄 4 周形成尾侧神经管闭合不全导致开放性脊髓髓膜膨出。开放脊髓畸形会导致脑脊液漏入羊水中。由此，椎管内压降低，脑干、小脑、扁桃体、第四脑室向尾侧移位，变为 Chiari Ⅱ 型畸形。

我们认为，如果发生 Chiari Ⅱ 型畸形，脑脊液循环障碍会导致脑积水进一步恶化。产前诊断可以根据髓膜瘤存在于哪个脊椎水平来预测重症程度。其他脏器的严重并发症少见。

Chiari Ⅱ 型畸形的髓膜瘤在出生后 48 小时内需要行修复术，妊娠 32 ～ 33 周进行 MRI 检查并制订手术计划比较好。

■ 病例介绍

【超声】图 2-1-23 参照。

【MRI】与图 2-1-23 是不同的病例。头部横断位像（图 2-1-24A）显示脑积水，额骨中可以看到左右对称的凹陷（黄色箭头）。这是 Chiari 畸形特征性的柠檬征（后述）。矢状位像（图 2-1-24B）中，在腰骶部可见脊柱裂和髓膜瘤（红色箭头）。横断位像（图 2-1-24C）可见脊椎的成骨中心（蓝色箭头）向外开放。在头部矢状位像（图 2-1-24D）中，可见小脑、脑干从枕大孔下垂到尾侧的形态变化（紫色箭头），也就是 Chiari Ⅱ 型畸形。

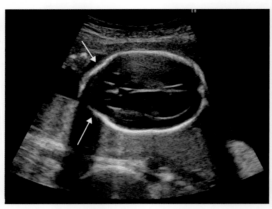

图 2-1-23　超声图像

左、右脑室扩大，可见柠檬征（箭头）

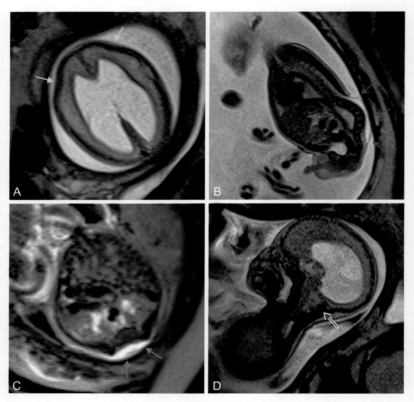

图 2-1-24　MRI（妊娠 24 周）

与图 2-1-23 是不同的病例，T$_2$WI。A. 头部横断位像；B. 躯干矢状位像；C. 躯干横断位像；D. 头部矢状位像

■ 相关项目

<McLone 的统一假说 >

　　虽然脑积水的原因有很多种，但一般认为脑脊液循环障碍可能性大。脑脊液大多由大脑脑室内脉络丛产生，从第四脑室流出到枕大池蛛网膜下腔，通过脑表的蛛网膜下腔，

上矢状静脉窦的蛛网膜颗粒吸收到静脉内。来自枕大池的一部分脑脊液流入脊髓蛛网膜下腔。但是，如果尾侧神经管不闭合，脊髓中央水管向体表开放，则会在脑室系统产生脑脊液泄漏，流出体外。脊髓髓膜瘤中这种脑脊液循环障碍会持续到出生时，这会导致小脑、脑干从枕大孔下垂到尾侧的形态变化（Chiari Ⅱ 型畸形）。如果发生 Chiari Ⅱ 型畸形，脑脊液循环障碍会导致脑积水加剧。图 2-1-25 显示了参考模式图。

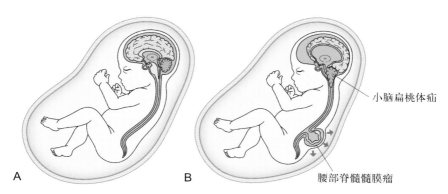

小脑扁桃体疝

腰部脊髓髓膜瘤

图 2-1-25　正常案例和 Chiari Ⅱ 型畸形的脑脊液循环
A. 正常案例；B. Chiari Ⅱ 型畸形

引自：Spina Bifida Naturally. http://spinabifidanaturally.com/conditions-caused-by-spina-bifida/ （最后确认日期：2021 年 3 月 12 日）制作

＜柠檬征＞

由小脑尾侧疝引起的颅内压降低导致的畸形。颅骨成熟后，妊娠 24 周时较少见（图 2-1-23）。

＜香蕉征＞

小脑扁桃体落入椎管内，枕大池消失，小脑半球变形，横断位像显示颅后窝小脑向后方突出的信号。

11. 骶尾部畸胎瘤

■ 发病机制

畸胎瘤可发生在全身各个部位，但在胎儿期发现的大多位于骶尾部。畸胎瘤来源于胎儿期尾部细胞团的原始生殖细胞。肿瘤在骨盆内和体腔外以各种比例发育，但一般骨盆内（内侧）发育型的预后较差。大小不一、大量的囊性、脂肪、实性成分混合存在。女孩患病率高，但恶性的倾向男孩更多。

如果发现胎儿畸胎瘤肿瘤血流丰富，会引起心力衰竭，导致死产。肿瘤直径 10cm 以上、实性、血流丰富、增长速度快时，引起胎儿水肿的风险高。出生后被诊断为骶尾部畸胎瘤的预后因素不一定适用于胎儿期骶尾部畸胎瘤。美国小儿外科学会 AAPSS（American Academy of Pediatrics Surgical Section）分型（Ⅰ～Ⅳ型；参见图 2-1-29）指出，实性还是囊性成分，有无钙化有助于预测胎儿生存和恶性的可能性[7]。骶尾部畸胎瘤的出生前病程与出生后的病程不同。胎儿期死亡的病情不是由肿瘤的恶性变化引起的，而是由胎儿水肿、心力衰竭、肿瘤破裂、出血等并发症引起的。

Ⅰ型

■ 病例介绍

【MRI】 妊娠 21 周（图 2-1-26A、B），在胎儿臀部发现了从骶骨向外发育的 7cm×5cm 大的肿瘤（黄色箭头）。T_2WI 呈高信号，T_1WI 呈低信号，可见间隔，呈多房囊性肿块。骶骨侧在 T_1WI 可见高信号区域，怀疑存在脂肪（红色箭头）、骶尾部畸胎瘤，AAPSS 分型Ⅰ型。妊娠 33 周（图 2-1-26C、D），胎儿的臀部肿瘤增大到 16cm×15cm。多房囊性肿块，T_2WI 多呈高信号，T_1WI 呈低信号。有间隔，显示 T_2WI 低信号的实性部分（蓝色箭头）。

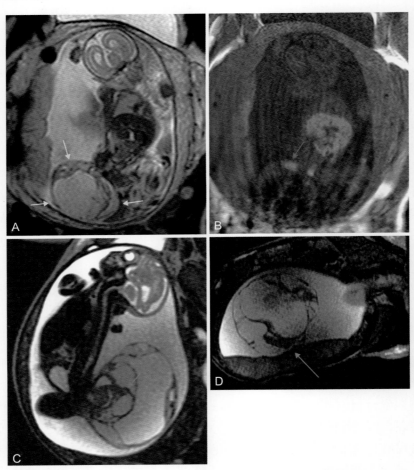

图 2-1-26　MRI（A、B. 妊娠 21 周；C、D. 妊娠 33 周）
A. T_2WI 矢状位像；B. T_1WI 矢状位像；C. T_2WI 矢状位像；D. T_2WI 病变区横断位像

Ⅲ 型

■ 病例介绍

【超声】参见图 2-1-27。

【MRI】与图 2-1-27 是相同的病例。妊娠 26 周（图 2-1-28A、B），胎儿骨盆由内向外可见横径 5.5cm × 长径 9.5cm 的多房性囊性病变（黄色箭头）。膀胱被推压（红色箭头）。T_2WI 可见具有间隔样结构的丰富多彩的信号，T_1WI 呈等至低信号，考虑是骶尾部畸胎瘤。腹腔内的成分中，部分可见 T_2WI 呈低信号的实性成分，合并轻度双侧肾积水（蓝色箭头）。妊娠 31 周（图 2-1-28C ～ E）时发现盆腔肿块增大，肾积水加剧。肿块在 T_1 化学位移成像（T_1 chemical shift imaging）的反相位（opposed-phase）中可见低信号区域，显示脂肪成分（紫色箭头）。

【CT】在该病例的出生后 CT（图 2-1-28F）中，与 MRI 一样，确认了脂肪成分（白色箭头）。

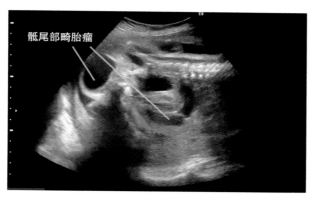

图 2-1-27　**超声图像**

腹部有肿块，一直延续到身体外部

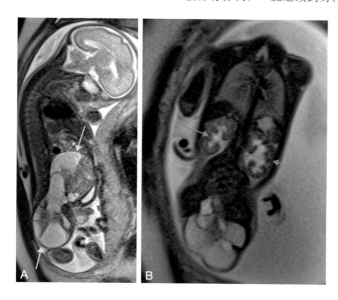

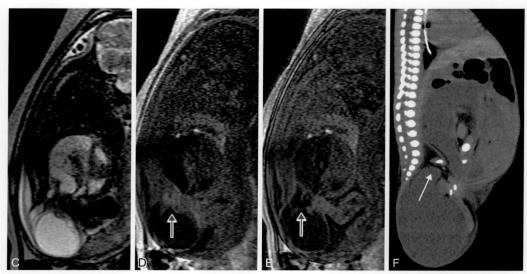

图 2-1-28　MRI（A、B. 妊娠 26 周；C ～ E. 妊娠 31 周），CT（F. 出生后）

A. T$_2$WI 矢状位像；B. T$_1$WI 冠状位像；C. T$_2$WI 矢状位像；D、E. T$_1$ 化学位移成像（D：同相位，E：反相位）；F. CT

■ 相关项目

　　骶尾部畸胎瘤分类有 AAPSS 分型，根据骶尾部前和外侧相对肿瘤量分为 I ～ Ⅳ型（图 2-1-29）。该分类的价值在于与疾病进展和诊断时机、切除难易程度、恶性程度相关。

分型	外观	种类	切除难易度	恶性度
I 型		完全体外发育	比较容易	低
Ⅱ 型		部分在体外、部分在骨盆内	困难	一般

分型	外观	种类	切除难易度	恶性度
Ⅲ型		部分在体外、部分在腹部内	困难	一般
Ⅳ型		完全体内发育	困难	恶性转化风险

图 2-1-29　AAPSS 分型

引自：Altman RP et al: Sacrococeygeal teratoma: American Academy of Pediatrics Surgical Section Survey-1973.J Pediatr Surg9: 389-398

12. 先天性巨细胞病毒感染

发病机制

先天性巨细胞病毒（cytomegalovirus，CMV）感染是先天性感染中常见的疾病之一。CMV 是有可能导致胎儿先天性异常的代表性病毒。胎内感染可以由首次感染和再次活化引起。妊娠初期的首次感染会留下严重的后遗症。近年来，孕妇的 CMV 抗体保有率为 70% 左右（图 2-1-30）。

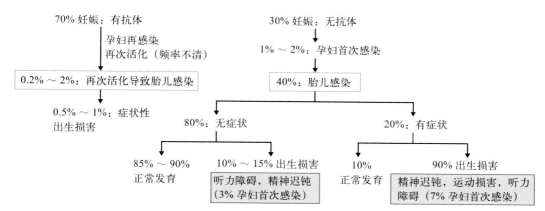

图 2-1-30　巨细胞病毒的母婴传播与新生儿缺陷风险

引自：国立研究开发法人日本医疗研究开发机构（AMED）成育疾患克服等次世代育成基盘研究事业母子感染に对する母子保健体制构筑と医疗开发技术のための研究班（平成 28 年度～30 年度）：サイトメガロウイルス妊娠管理マニュアル，第 2 版，p8，2018．http://cmvtoxo.umin.jp/doc/manual_20181022.pdf（最终确认日：2021 年 3 月 12 日）より [8]

母体 CMV 感染时，首次感染多为非显性感染，往往无法察觉感染。潜伏期为 5～7 周。母婴感染途径是经胎盘感染。多数为出生时经产道感染。

CMV 感染相关的胎儿影像学表现、神经影像学表现有脑室扩大、脑内钙化、脑室周围的囊肿形成、皮质发育异常，以及小脑或枕大池异常、丘脑血管的异常等。脑室周围可见的左右对称性囊肿表现是 CMV 感染的特征性表现。神经以外的表现有肝脾大、心肌病、胎儿水肿、宫内胎儿发育迟缓等。

■ 病例介绍

◆ 病例 1

【MRI】超声影像显示胎儿头部扩大。在右脑室下角的前方发现囊性结构（图 2-1-31A 黄色箭头）。左脑室下角前方也有。T_2WI 示高信号的可疑小囊性结构（图 2-1-31B 红色箭头）。无脑室扩大，两侧额叶和顶叶有比周围白质更高信号的区域（蓝色箭头）。侧脑室前角左右大小不一，左侧脑室前角发现囊肿形成（紫色箭头）。可疑先天性 CMV 感染的影像表现。

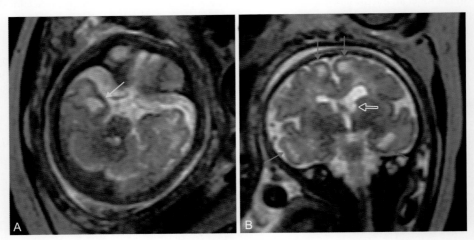

图 2-1-31　MRI（妊娠 36 周）

病例 1，T_2WI。A. 侧脑室下角部层面横断位像；B. 冠状位像

◆ 病例 2

【超声】双胎妊娠一胎死亡（图 2-1-32A），为了详细检查存活胎而行 MRI 检查。

【MRI】胎儿脑未见明显异常（图 2-1-32B、C）。后来，确诊是先天性 CMV 感染，胎儿出生后也未见特别相关异常表现。

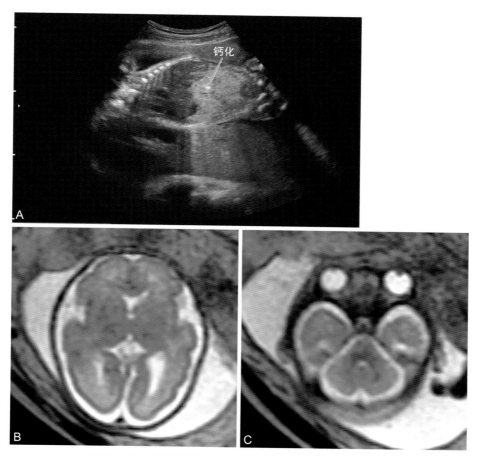

图 2-1-32　超声图像（妊娠 23 周），MRI（妊娠 30 周）

病例 2，A. 超声图像。胎儿头部未发现异常，但腹部有钙化现象。B、C. T_2WI。B. 侧脑室三角部层面；C. 侧脑室下角部层面

◆ **病例 3**

【超声】侧脑室后角和第三脑室轻微扩张（图 2-1-33A）。

【MRI】胎儿侧脑室枕角增大，形态呈"泪滴状"（图 2-1-33B）。在侧脑室枕角和下角可见囊性结构（图 2-1-33C 箭头），怀疑是巨细胞病毒（CMV）感染。小脑半球和小脑蚓部也略显降低。后颅扩大，但没有静脉窦高位，被认为是布莱克囊肿或枕大池蛛网膜囊肿的先天性 CMV 感染。因为容易采集大脑的影像，所以头部 T_2WI 横断位和冠状位对脑室周围囊性结构的检查有用。超声成像方面，胎儿在头位时，经阴道超声有用，但在检测脑内异常情况时，MRI 的灵敏度更高。

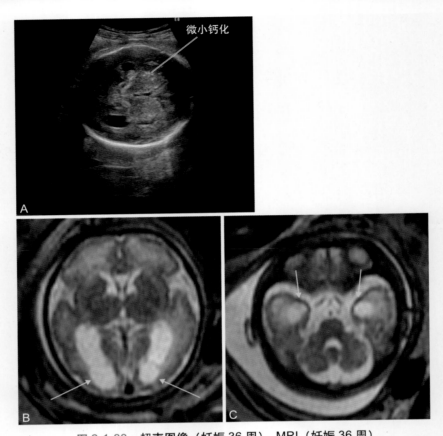

图 2-1-33　超声图像（妊娠 36 周），MRI（妊娠 36 周）

病例 3。A. 超声图像，侧脑室后角及第三脑室轻度扩张。B、C. T$_2$WI。B. 侧脑室枕角层面；C. 侧脑室下角层面

13. 胎儿大脑大静脉（Galen 静脉）瘤

■ 发病机制

在 Galen 静脉曲张中有真正的 Galen 静脉扩张，即 Galen 静脉瘤样扩张（vein of Galen aneurysmal dilatation，VGAD）、胚胎期早期消退的前脑正中静脉（median vein of prosencephalon）残留扩张及 Galen 静脉瘤样畸形（vein of Galen aneurysmal malformation，VGAM）。在临床上，很多情况下对判断到底是哪一种扩张感到犹豫，常把 Galen 大静脉扩大的疾病都作为 Galen 静脉曲张的情况。在 Galen 静脉曲张中，加入了某些因素而形成动静脉分流，由于心排血量增加，呈现心脏扩大和心力衰竭症状的例子也很多。Galen 静脉曲张可导致脑梗死、脑室周围白质脑病、出血性梗死等脑损伤。

因为出生前被诊断的文献很少，所以出生前的病程不明。

围生期病死率很高。分娩应该在配备小儿神经放射科医师、脑神经外科医师、循环外科医师的围生医学中心进行。

遗传形式是单发性的。

■ 病例介绍

【MRI】妊娠 33 周时，超声图像显示怀疑患有 Galen 静脉曲张。心脏也扩大。在 T$_2$WI 中，大的 Galen 静脉瘤被描绘为流空效应（黄色箭头），并连续向扩张的直窦延伸（图 2-1-34A ～ C）。病变周围有多个扩张的动脉性侧支循环（红色箭头）。

【CT】该病例出生后的 CT 检查显示，Galen 静脉瘤的双侧脑后动脉中有多个侧支循环（图 2-1-34D、E）。Galen 静脉到双侧横窦及颈静脉也扩张。对深静脉引流不清楚，认为是 VGAM 的脉络膜类型。有心脏扩大。

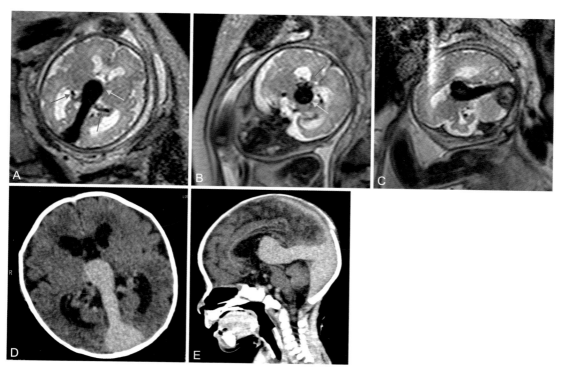

图 2-1-34　MRI（A ～ C. 妊娠 34 周），CT（D、E. 出生后）
A ～ C. T$_2$WI（A. 横断位；B. 冠状位；C. 矢状位），D、E. 增强 CT（D. 横断位；E. 矢状位）

■ 相关项目

<Galen 静脉 >（图 2-1-35）

Galen 静脉是由两个大脑内静脉和胼胝体压部后方的 Rosenthal 基底静脉汇聚而成的一个正中结构，向后方移动进入直窦。

<VGAM 的类型 >（图 2-1-36）

VGAM 分为脉络膜型（choroidal type）和壁型（mural type）两种类型。壁型中扩展的脑前正中静脉的静脉壁上存在一个或几个瘘。在脉络膜型中，通过动脉网络扩展的

脑前正中静脉上形成多个瘘)[9]。

<鉴别疾病>

脑内正中有囊性肿块（蛛网膜囊肿，伴有胼胝体缺损的半球间囊肿）。对 Galen 静脉曲张的诊断有用的影像表现是，丘脑后上方典型的囊肿位置和多普勒检查中囊肿内的快速血流。

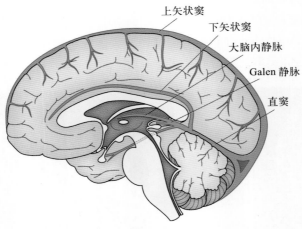

图 2-1-35 **Galen 静脉**

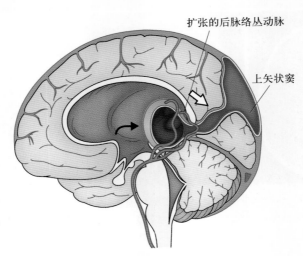

图 2-1-36 **Galen 静脉瘤**

黑色箭头示瘤状扩张的脑前正中静脉（VGAM），白色箭头示胎儿期镰状静脉窦

引自：Woodward PJ et al: diagnostic imaging obstetrics.3rd ed lippincott Williams & Wilkins.

第二节　头颈部

1. 颈部淋巴管瘤

■ 发病机制

妊娠 8 ～ 9 周，颈部左右两侧流入颈静脉的淋巴液回流出现障碍，淋巴管扩张，从颈部两侧向后颈部形成淋巴囊肿。淋巴液回流的侧支循环发达时，淋巴管扩张消失。

淋巴管瘤是由扩张的囊状淋巴管构成的良性血管畸形。淋巴管瘤除颈部外，还多发生于腋窝、胸部、下肢的软组织，发生于颈部时称为囊状水瘤，作为同义词使用。

关于胎儿颈部肿瘤的评价，MRI 检查有助于在更广阔的视野中把握整体情况。在大的颈部肿瘤的情况下，出生时有引起气道堵塞的危险性，通过 MRI 检查进行胎儿气道的评价，在出生前充分制订分娩计划是重要的。

■ 病例介绍

【超声】图 2-2-1（与病例 1、病例 2 为不同的病例）

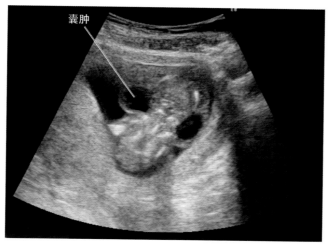

囊肿

图 2-2-1　**超声图像**
在胎儿的后颈部可见分隔成几个囊袋的大囊肿

◆ 病例 1

【MRI】超声图像显示胎儿颈部有血流丰富的肿块。发现了从胎儿颜面的腭下部向口腔底部、颅底区、腮腺扩散的肿块，也扩散到了颈部间隙（图 2-2-2A 黄色箭头），边界不明。

在 T_2WI 中，是多房性丰富的高信号肿块，可以考虑淋巴管瘤、囊性畸胎瘤等，在超声图像中，血流非常丰富，因此也可以鉴别出血管瘤。右颊部有结节状的低信号区，可能是钙化或陈旧性出血。由于肿块压迫口腔，口腔积液较少。从两侧鼻腔可以很好地描绘出鼻咽，呈通畅状态（图2-2-2B红色箭头），但声门水平变窄（图2-2-2C蓝色箭头）。气管和气管分支部被很好地描绘出来，呈开放状态。因此，胎儿是在儿科医师的陪同下，通过有计划的剖宫产和产后治疗出生的。

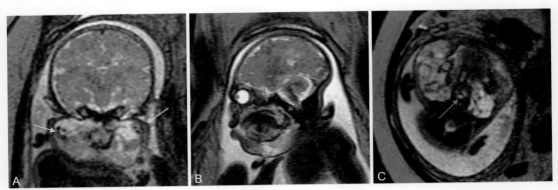

图 2-2-2　MRI（妊娠 35 周）

病例 1。A. T_2WI 冠状位像；B. T_2WI 矢状位像；C. T_2WI 横断位像

◆ **病例 2**

MRI 图像左侧颈部外耳正下方可见约 6cm 大的多房囊性肿块（图 2-2-3A 紫色箭头）。肿块边缘以进入左腭部后咽旁间隙、腋窝、左肩背侧肌间的方式扩展，边界清晰。还可见分隔结构，内容物为 T_2WI 高信号、T_1WI 低信号。未发现出血或脂肪成分，疑似淋巴管瘤。从气管到气管分叉的描绘良好（图 2-2-3B），判断没有因颈部肿块引起的压迫和狭窄，在经阴道分娩中没有特别问题的生产。

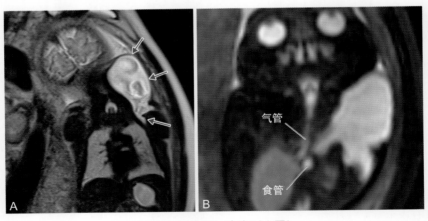

图 2-2-3　MRI（妊娠 34 周）

病例 2。A. T_2WI 冠状位像；B. 三维 TrueFISP 重建图像

2. 胎儿囊状水瘤

■ 发病机制

囊状水瘤被定义为从胎儿头部前侧方到后颈部的具有分隔的囊性肿块。妊娠前期、中期诊断的囊状水瘤和妊娠晚期诊断的囊状水瘤的起源、病理生理、自然病程、预后被认为完全不同[10]。据资料显示妊娠前期被诊断出囊状水瘤的情况下，胎儿染色体异常的概率为 50% 左右，即使没有染色体异常的情况，心脏畸形和其他畸形的可能性也为 50% 左右。最终，即使胎儿畸形被排除，自然过程中子宫内胎儿死亡的可能性也很高。妊娠晚期囊状水瘤典型的症状是淋巴管独立结构异常，与胎儿染色体异常及其他畸形相关性甚微。

对于妊娠 30 周以前确诊者，因胎儿水肿或染色体异常，其病死率高，妊娠晚期出现者预后好。

■ 病例介绍

【超声】图 2-2-4（与病例 1、病例 2 为不同的病例）

◆ 病例 1（妊娠初期的胎儿囊状水瘤）

【MRI】妊娠 18 周疑似胎儿脑瘤及囊状水瘤。在超声图像中发现羊水过少。

在 T_2WI（图 2-2-5A ～ C）中，从两侧腋下到锁骨上窝、后腭部发现了连续的高信号囊性病变（黄色箭头）。在头顶部还发现了低信号的 1cm 左右的半圆形肿块（红色箭头）。其间枕部正中皮下多发囊性病变（蓝色箭头）。囊性病变内可见 T_2WI 显示的低信号的液 - 液平面，考虑合并出血，被认为是胎儿囊状水瘤。

未发现明显的颅骨缺损。另外，也无法指出各囊性病变与脑脊液的交通部位。脸下颌小，怀疑是小腭症。脐带是单一脐动脉。不能指出其他的合并畸形。

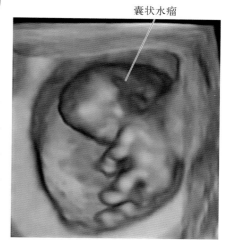

囊状水瘤

图 2-2-4　超声图像

在胎儿的后颈部发现；胎儿好像背负了很大的袋子

◆ 病例 2（妊娠中期的胎儿囊状水瘤）

【MRI】胎儿后颈部偏左侧可见近 3cm 的单房囊性病变（紫色箭头）（图 2-2-6A ～ C）。内部表示均匀的 T_2WI 高信号、T_1WI 低信号。病变位于皮下，未见向颅骨内进展。除此之外，没有发现明显的异常表现。可能是胎儿囊性水瘤。

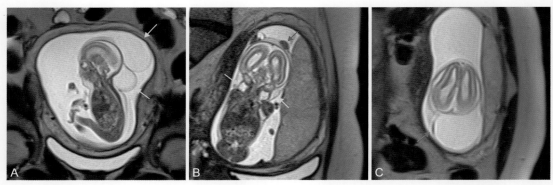

图 2-2-5　MRI（妊娠 18 周）
病例 1，T_2WI。A. 矢状位像；B. 冠状位像；C. 横断位像

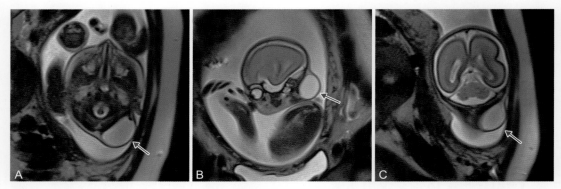

图 2-2-6　MRI（妊娠 22 周）
病例 2，T_2WI。A. 横断位像；B. 矢状位像；C. 冠状位像

■ 相关项目

淋巴管瘤是由扩张的囊状淋巴管构成的良性血管畸形。淋巴管瘤除了发生在颈部外，还多发生在腋窝、胸部、下肢的软组织。如发生在颈部，被称为囊状水瘤，作为同义词使用。

● 淋巴管瘤：胎儿初期淋巴组织分离继发发育异常。
● 囊状水瘤：被认为是由于颌静脉淋巴获取与淋巴系统的结合异常而发生的。

3. 唇腭裂

■ 发病机制

这是妊娠初期（胚胎 4 ～ 10 周）发生的，因上腭、口唇的愈合不全而引起的脸部先天异常。

大多数同时合并唇裂和腭裂的都是单侧性的，左侧多见。虽然有各种类型的唇裂、腭裂（图 2-2-7），但是单侧性的唇腭裂最常见[11]。

可能与染色体异常或综合征相关，长期预后因合并畸形而异。另外，唇腭裂相关单基因疾病存在 400 多个。出生后根据生长情况需要多次修正手术，由于手术技术进步，修复效果良好。

在出生前诊断中，三维超声检查简单地描绘出缺损，MRI 对继发腭裂的诊断有用。

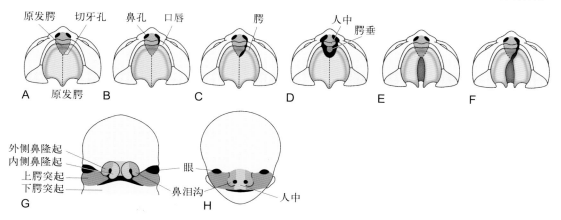

图 2-2-7　唇裂、腭裂的各种类型

A. 正常；B. 单侧完全唇裂；C. 单侧完全唇腭裂；D. 两侧唇腭裂；E. 口腭裂；F. 单侧唇腭裂；G. 胚胎 7 周；H. 胚胎 10 周

■ 病例介绍

◆ 病例 1

【超声】图 2-2-8。

【MRI】T$_2$WI 水平位影像学表现为唇腭裂（黄色箭头）（图 2-2-9A），冠状位图像易见左单侧腭裂（红色箭头）（图 2-2-9B），矢状位影像学表现为软腭不全（蓝色箭头）（图 2-2-9C），发现左膈疝（紫色箭头）（图 2-2-9D）。

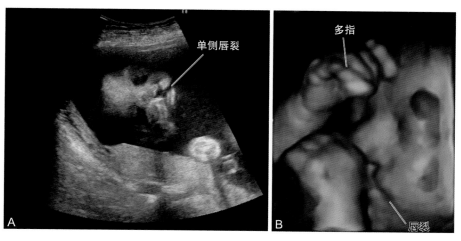

图 2-2-8　超声影像

病例 1。A. 颜面冠状位像。上唇可见唇裂。B. 上唇出现唇裂，多指，疑似为 18- 三体

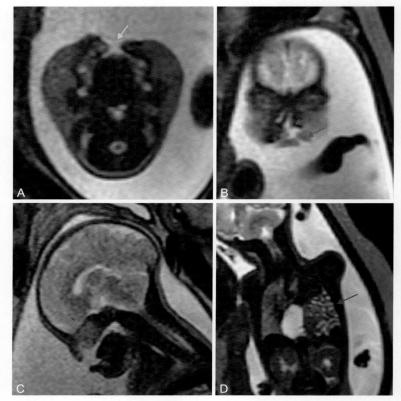

图 2-2-9　MRI（妊娠 34 周）

病例 1，T$_2$WI。A.横断位像；B.冠状位像；C.矢状位像；D.躯干冠状位像

◆ 病例 2

【MRI】T$_2$WI 水平断面上发现左侧唇裂（白色箭头）（图 2-2-10A），虽然在普通的 T$_2$WI 中也可以识别，但是在三维 True FISP 重建图像（图 2-2-10B）中更容易识别。没有发现原发腭裂和继发腭裂的表现。

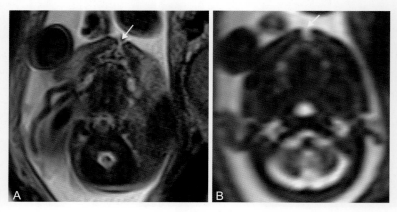

图 2-2-10　MRI（妊娠 28 周）

病例 2，T$_2$WI。A.横断位像；B.三维 True FISP 重建图像

在 MRI 中，由于在 T_2WI 中口腔内的羊水被高信号描绘出来，因此，容易将裂隙识别为高信号。用三维 True FISP 拍摄尽可能薄的切片可用于小裂隙及复杂形态的评价，用三维重构图像进行评价也是有用的。

第三节　胸　　部

1. 膈疝

（1）Bochdalek 孔疝

■ 发病机制

膈疝是胃、小肠和肝等腹腔脏器通过膈肌的缺损部疝入胸腔内的状态，根据缺损孔分为：① Bochdalek 孔疝；② Morgagni 孔疝（右侧 Morgagni 孔疝多见，左侧亦称 Larrey 孔疝）；③食管裂孔疝（参见"（2）食管裂孔疝"），胎儿以 Bochdalek 孔疝最为多见。

由妊娠 8～10 周膈肌愈合不全引起的，因此出生前诊断要在妊娠 18 周左右进行。

作为膈疝的预后预测因子，与疝出脏器的评价 [特别是根据有无肝脏疝入，胃的疝出程度的北野分类（图 2-3-3）]、肺的容量都有关系。在出生前诊断中，重要的不是对疝出的肠道本身的评价，而是对疝出内脏器官及由此引起的肺发育不全的评价。因此，能够容易地观察胸腔的整体情况，根据肺的大小和信号可以评价发育不全的 MRI 的重要性正在提高。

关于疝内容物的评价和解剖的描绘，MRI 检查比超声检查更好。膈疝多发生于左侧（约 90%），但偶尔也有发生于右侧的病例，在确认胎儿左右后进行诊断。约 85% 的病例为不伴有疝囊的无囊性疝。

肺发育不全的评估与肺的容积、成熟度有关。在肺的容积评估中，超声影像使用侧肺的横径和纵径的积 / 头围。在 MRI 评价肺成熟度时，有使用肺 / 肝信号强度比 [12] 和肺 / 脑脊液信号强度比 [13] 预测预后的文献报道。另外，也有报道称，膈疝病例中出现的肺信号下降不是预后预测因素，肺容量与预后最相关 [14]。

合并畸形的频率高达 50% 左右，与染色体异常的相关性较高。

■ 病例介绍

【超声】图 2-3-1。

【MRI】与图 2-3-1 为不同的病例。本病例为妊娠 21 周，通过超声检查发现胎儿心脏有右方偏位或室间隔缺损（VSD），35 周实施了第 1 次 MRI 检查，被诊断为膈疝。左胸腔内发现囊状结构，胃脱出（图 2-3-2A 中箭头表示肺）。左肺被向上压迫。横断位像显示左肺发育不良（图 2-3-2B 中黄色部分显示左、右肺）。

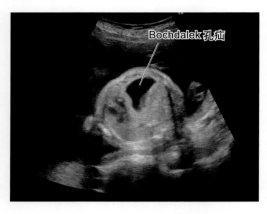

图 2-3-1　超声图像
Bochdalek 孔疝。腹部横断位像未见胃，
胸部横断位像可见胃

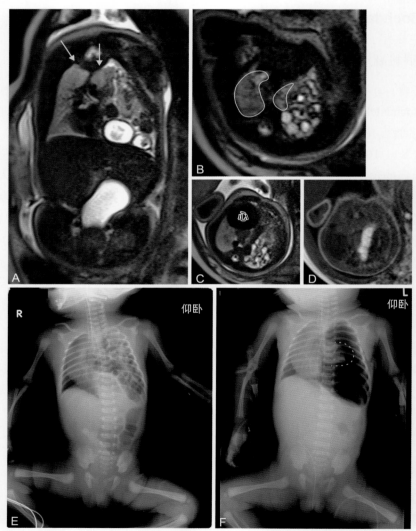

图 2-3-2　MRI（A ~ D. 妊娠 35 周），X 线摄影（E. 刚出生；F. 手术后不久）
与图 2-3-1 为不同的病例。A ~ D. T_2WI（A. 冠状位像；B. 肺尖层面横断位像；C、D. 心脏层面横断位像；
E、F. X 线影像

心脏层面横断位示心脏右侧偏位（图 2-3-2C）。胸腔内结构有 T_1WI 高信号的含胎便管腔结构，可见大肠疝入胸腔内（图 2-3-2D）。肝脏未疝入。

【X 线】经阴道分娩出生。出生后不久的 X 线影像（图 2-3-2E）与 MRI 所见类似。

出生后第 2 天实施了手术，手术后不久的 X 线影像（图 2-3-2F）表明左肺（黄虚线包围部分）的发育较差。

■ **相关项目**

< 先天性膈疝相关病症 >[16]（图 2-3-3）

一般认为，腹腔内脏器通过膈肌的缺损孔疝入到胸腔的时期，与肺发育的重要时期一致，因此脏器对肺的压迫会导致肺的发育。组织学上以肺泡结构和气管分支数量减少为特征。在发育不全的肺中，肺动脉自身也有异常，如肺血管床减少和肺动脉壁增厚，与出生后低通气引起的肺动脉痉挛相结合，容易引起新生儿迁延性肺高血压（persistent pulmonary hypertension of the newborn，PPHN）。受疝入脏器压迫的影响，对侧肺也有可能产生肺发育不全。肺发育不全导致肺血流减少，心脏压迫导致卵圆孔向左心房血流减少明显，左心室也可发育不良，胎儿出现明显循环衰竭，甚至导致胎儿水肿、死亡。

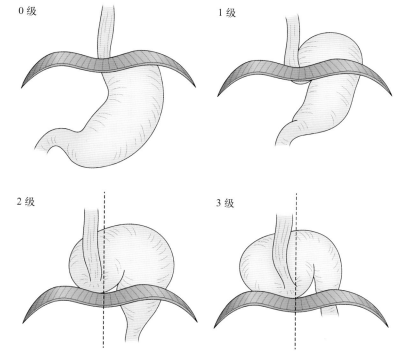

图 2-3-3　先天性左膈疝胃的位置的 4 个等级（北野分类）的概略图

0 级：腹腔内；1 级：左胸腔内；2 级：不到一半的胃导致右胸腔疝；3 级：一半以上的胃导致右胸腔疝。胃右胸腔疝并不少见，疝出程度与预后相关。

引自 Kitano Y et al: Re-evaluation of stomach position as a simple prognostic factor in fetal left congenital diaphragmatic hernia:a multicenter survey in Japan.Ultrasound Obstet Gynecol 37: 277-282, 2011[15]

（2）食管裂孔疝

■ 发病机制

食管裂孔疝是指食管裂孔处部分膈肌发育不良，胃的一部分疝入胸腔内的状态（膈肌的解剖学特征见图 2-3-4）。胃以外的内脏器官不会疝出。Bochdalek 孔疝发生胎儿期肺发育不全的风险高，但食管裂孔疝中几乎不会合并肺发育不全。

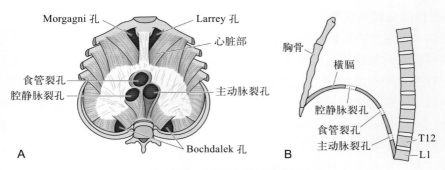

图 2-3-4　膈肌的解剖学特征
A. 从腹腔侧视图；B. 侧视图
引自：畑江芳郎ほか（監）：STEP 小児科第 3 版，海馬書房，神奈川 p418.2012 を参考に作成

■ 病例提示

【超声】图 2-3-5（与病例 1、病例 2 为不同的病例）。

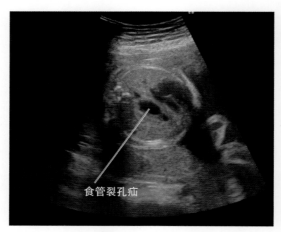

图 2-3-5　超声图像
食管裂孔疝，腹部横断位像中看不到胃，胸部发现胃

◆ 病例 1

【MRI】胸腔内（纵隔内）可见较大的单房性囊肿结构（黄色箭头），为疝出的胃（图 2-3-6），可认为是食管裂孔疝。小肠没有脱出。肺的信号上升良好，容量也充分，

没有发现肺发育不全。左下叶合并肺内肺隔离症。

◆ 病例 2

【MRI】胸腔内（纵隔内）胃上部（红色箭头）疝出（图 2-3-7）。疝出部位在主动脉前方，为食管裂孔疝所见。没有发现肺发育不全。

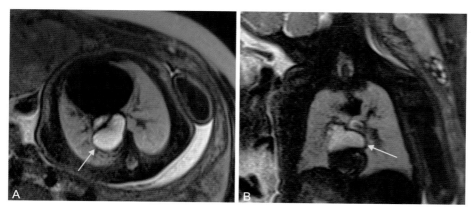

图 2-3-6　MRI（妊娠 35 周）

病例 1，T_2WI。A. 横断位像；B. 冠状位像

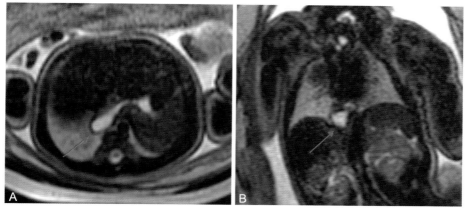

图 2-3-7　MRI（妊娠 37 周）

病例 2，T_2WI。A. 横断位像；B. 冠状位像

■ **相关项目**

< 鉴别诊断 >

- 先天性肺气道畸形（CPAM）：有时与大囊型的 CPAM 难以鉴别。
- 其他胸部囊泡性病变：支气管源性囊肿、食管憩室、神经肠囊肿、畸胎瘤等。

2. 膈肌松弛症

■ 发病机制

膈肌松弛症有先天性和后天性，但先天性是由膈肌肌层发育不全引起的。

胚胎 8 ～ 10 周时，胸腹膜闭锁，逐渐形成肌肉，膈肌形成，在膈肌闭锁胸腹腔之前，腹部脏器脱入胸腔，即为无囊性膈疝，胸腹腔闭锁未完成，膈肌发育时发生则为有囊性膈疝。另外，膈肌松弛症为胸腹膜，肌肉大致完成，但不明原因处于发育不全或萎缩的状态，支撑力较弱，处于抬高状态。不适合胎儿期治疗，即使出生时有呼吸障碍，通过非手术治疗大多数也会好转。婴幼儿膈肌松弛症常合并胃轴扭转。

■ 病例介绍

【超声】图 2-3-8。

【MRI】与图 2-3-8 为不同的病例。左膈肌（黄色箭头）抬起。肝左叶（红色箭头）和胃体上部（蓝色箭头）偏在腹侧胸腔内（图 2-3-9）。心脏被抬起，且稍微向右侧压迫。鉴别诊断一般为囊性膈疝和膈肌松弛症。肺信号上升良好，未发现疑似发育不全的症状。

出生后，无呼吸症状，正在进行随访观察。

■ 相关项目

< 新生儿膈肌疾病 >

参见表 2-3-1。

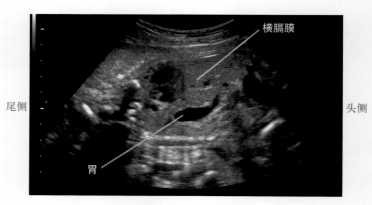

图 2-3-8　**超声图像**
胸腹部矢状位影像。胃越过横膈进入胸廓

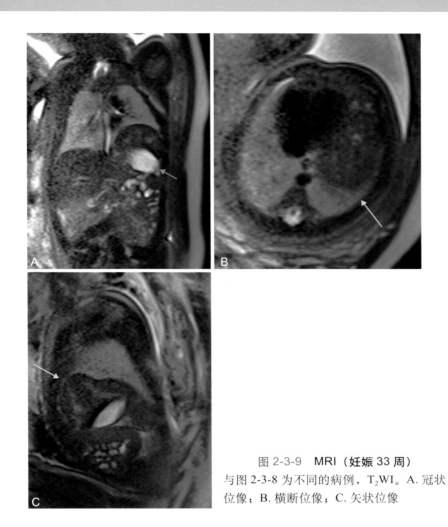

图 2-3-9　MRI（妊娠 33 周）

与图 2-3-8 为不同的病例，T_2WI。A. 冠状
位像；B. 横断位像；C. 矢状位像

表 2-3-1　**新生儿膈肌疾病**

		胸腹裂孔疝
先天性	膈疝	Morgagni 孔疝
		食管裂孔疝
	膈肌松弛症	
	副膈肌	
后天性	膈肌麻痹	

< 鉴别诊断 >

囊性的 Bochdalek 孔疝和膈肌松弛症在影像上常很难区分。

作为临床上的鉴别点，膈肌松弛症中发现横膈有肌肉组织，没有发现横膈的反向运动。

单侧整体抬高的有膈肌松弛症等。

膈肌松弛症是膈肌肌层发生异常，膈肌麻痹是由膈肌神经障碍引起的。有必要区分两者[17]。

3. 先天性肺气道畸形（CPAM）

■ 发病机制

先天性肺气道畸形（congenital pulmonary airway malformation，CPAM）是一种罕见的多囊性肺肿块形成并伴随支气管增生的疾病，发生于妊娠 5 ～ 6 周，即肺发生的假腺期。如果支气管发生阻塞或闭锁，无论是中心气道还是末梢气道，其远端有分泌物潴留，就形成了囊肿。Stocker 把先天性囊性腺瘤样畸形（congenital cystic adenomatoid malformation，CCAM）分为 3 个类型，之后作为 CPAM 的概念又提出了包含更广泛的肺囊性疾病的新分类。在肺的发育过程中，根据发生支气管阻塞的时期和阻塞的程度将 CPAM 分为 0 ～ 4 型（图 2-3-10）。病变和气管、支气管正在发生交织，更有 CPAM 合并肺隔离症的混合病变的报道（后述）。妊娠早期胎儿的 CPAM 评估比较困难，通常评估对象为妊娠 26 ～ 28 周及以后。但与责任基因异常是否有关就不得而知了，与特定染色体异常并无关系。

关于 CPAM 在妊娠过程中的变化，见图 2-3-13 的病例所示，有病变部位缩小、预后良好和增大的报道。最严重的情况是造成胎儿水肿且预后不良。关于预后转归，目前

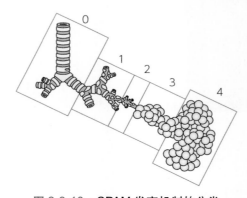

图 2-3-10 **CPAM 发育机制的分类**

● CPAM 0 型：该类型异常为先天性腺泡发育不良，占全体的 1% ～ 3%，预后一般不良。

● CPAM 1 型：发生率最高，占全体的 60% ～ 70%。一般认为是由支气管和细支气管水平异常引起的，由一个或多个直径为 3 ～ 10cm 的囊肿组成，通常预后良好。

● CPAM 2 型：占全体的 10% ～ 15%，是由于细支气管水平异常，外观像海绵，由立方或柱状上皮覆盖的多个小囊（0.5 ～ 2cm）组成。多合并其他畸形，预后一般视合并畸形的严重程度而定。

● CPAM 3 型：与细支气管、肺泡管水平异常有关，5% 属于这种类型。具有被立方上皮覆盖的细支气管样结构，没有明显的囊泡，整体表现为团块样腺瘤样外观。在严重的病例中，其对子宫纵隔的压迫可引起羊水过多和胎儿水肿，最终导致胎儿宫内死亡。

● CPAM 4 型：腺泡远端的肺泡水平异常，由内衬类似肺泡上皮细胞的薄囊壁结构构成。

引自：Stocker JT: Congenital and development disease.Dail and Hammar's Pulmonary Pathology.3rd ed. David H et al (eds), Springer, New York: 132-175, 2008/ 奥起久子ほか（編著）：画像による新生児症例カンフアランス，メディカ出版，大阪，p98.2012 を参考に作成 .

还在研究中，已有文献报道用 CPAM 的体积除以头周长的值，CVR 作为胎儿合并水肿的有效预测因子。有报道指出，CVR 作为一个预测胎儿水肿及肿瘤合并的预测因子是有用的[18]。CPAM 0 型、3 型预后不良。

超声图像（见图 2-3-12）中，当胸腔内出现大量囊泡样异常结构时，与膈疝的鉴别就比较困难，但是 MRI 检查就容易鉴别了。

肺囊性疾病的产前诊断如图 2-3-11 所示。

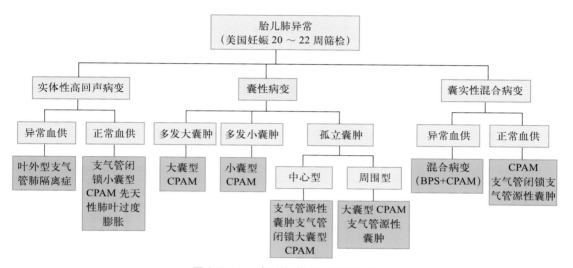

图 2-3-11 肺囊性疾病的产前诊断

引自：Alamo L et al: Prenatal diagnosis of congenital lung malformations. Pediatr Radiol 42: 273-283.2012.

（1）Ⅰ型、Ⅱ型

■ 病例介绍

【超声】参见图 2-3-12。

【MRI】与图 2-3-12C 为同一病例。妊娠 19 周时 T_2WI。右侧胸腔内比周围的肺有更多的高信号，为囊性病变（黄色箭头）（图 2-3-13A、B），右肺实质被压向腹侧或下方。纵隔、心脏向左偏位。妊娠 31 周时，病变部位（红色箭头）缩小，纵隔的偏位已经消失（图 2-3-13C、D），周围的肺信号上升，肺发育良好。

【CT】该病例出生后 4 天的 CT 图像显示，右肺下叶外侧出现囊性病变（蓝色箭头）（图 2-3-13E、F）。供血动脉（血液供应来自于）是肺动脉，血液经肺静脉回流，但在出生前的图像中难以评价供血动脉，彩色多普勒比 MRI 对供血动脉的评估更有用。

由于病变的大小在胎儿期会发生变化，因此实际上 CPAM 分类很难应用，在出生前，Adzick 等提倡用微囊型来表示比较好[19]。

◆ 相关项目

<CPAM 出生后的治疗 >

关于治疗，即使 CPAM 的病变有缩小的倾向，但它仍会合并恶性肿瘤或严重的并发症、代偿性肺发育等风险，所以进行外科手术是比较理想的选择。

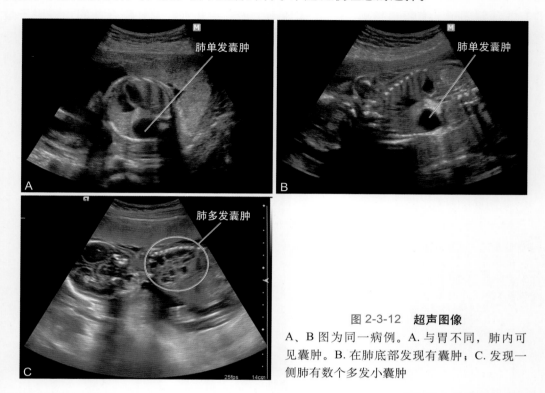

图 2-3-12 **超声图像**
A、B 图为同一病例。A. 与胃不同，肺内可见囊肿。B. 在肺底部发现有囊肿；C. 发现一侧肺有数个多发小囊肿

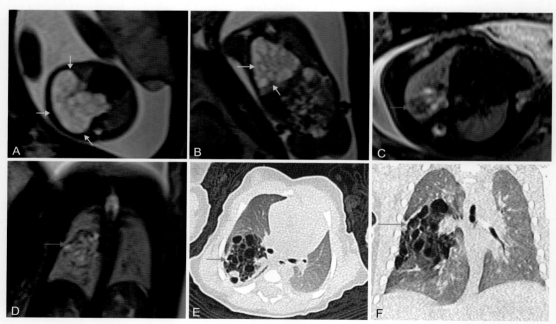

图 2-3-13　MRI（A、B. 妊娠 19 周；C、D. 妊娠 31 周）。CT（E、F. 出生后 4 天）
与图 2-3-12C 为同一病例。A ～ D. T$_2$WI（A. 横断位像；B. 冠状位像；C. 横断位像；D. 冠状位像）
E、F. CT（肺窗）（E. 横断位像；F. 冠状位像）。出生后行右肺下叶切除术，诊断为 CPAM Ⅰ 型

< 鉴别诊断 >

● 肺隔离症：供血动脉从主动脉分支发出。多见于肺下叶、肺底部、纵隔侧，以左肺更为多见。注意病变与气管、支气管不相交，囊肿的大小很小。

● 混合性病变（CPAM+ 肺隔离症）：当肺的侵袭性肿瘤中有来自于主动脉的供血动脉时可考虑。

● 先天性膈疝：没有正常的胃轮廓，腰围小，超声图像可见胸腔内病变伴蠕动。

（2）Ⅲ型

■ 病例介绍

【超声】参见图 2-3-14。

【MRI】与图 2-3-14 为不同病例。在这个病例中，妊娠 28 周的超声图像显示羊水过多，妊娠 31 周的超声图像显示右侧胸腔内被怀疑有囊实性肿块。妊娠 32 周（图 2-3-15A、B）时，右侧胸腔内背侧出现囊实性、小泡样成簇状结构（约 4.5cm×3cm×6cm）。在 MRI 图像中，T_2WI 的信号比正常肺信号稍低，内部不均匀。右肺从腹侧越过正中向左侧进展。心脏偏向左侧，左肺容量变小，几乎看不到 T_2WI 的信号改变（黄色箭头）。在右肺实质及背侧的囊实性结构中，肺血管的信号缺失（红色箭头）。从主动脉的供血动脉并不能区分到底是 CPAM Ⅱ型还是Ⅲ型。妊娠 36 周（图 2-3-15C、D），可见右侧胸腔内病变没有缩小，左肺仍处于低容量状态。

胎儿出生后行右肺下叶切除术，最终诊断为 CPAM Ⅲ型。

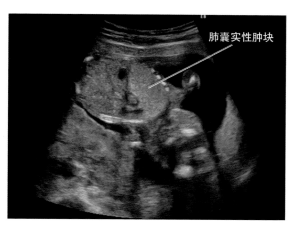

肺囊实性肿块

图 2-3-14　**超声图像**
一侧肺部有囊实性肿块

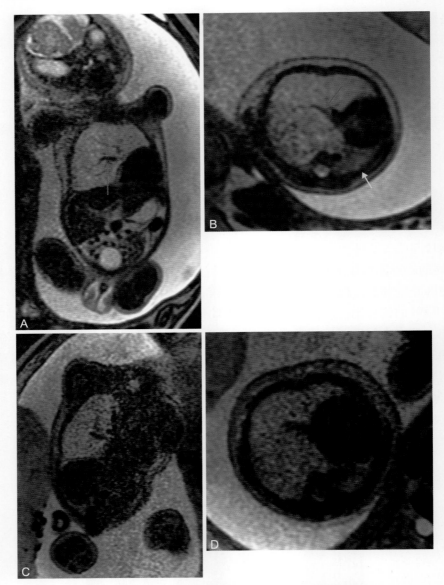

图 2-3-15　MRI（A、B. 妊娠 32 周；C、D. 妊娠 36 周）

与图 2-3-14 为不同的病例，T₂WI。A. 冠状位像；B. 横断位像；C. 冠状位像；D. 横断位像

4. 肺隔离症

■ 发病机制

　　肺隔离症又称支气管肺隔离症。肺隔离症是先天性肺部发育畸形的一种，其病变肺组织与正常肺分开存在，由体循环血液单独供应其生长发育，病变形成于胎芽期（妊娠 4～10 周）。在超声影像上，妊娠 16 周左右偶有发现（见图 2-3-16A）。肺隔离症可分为肺内和肺外两种类型，在胎儿期和婴幼儿期以肺内型肺隔离症多见，并且病变多发生

在左侧。

MRI 检查有助于识别病变的供血血管，并有助于排除其他合并的畸形。胎儿期肺隔离症的病例大部分是肺隔离症，常不伴有其他畸形。据报道，新生儿预后取决于肺发育不良的程度。

■ 病例介绍

【超声】参见图 2-3-16。

【MRI】与图 2-3-16 为同一病例。妊娠 29 周的冠状位（图 2-3-17A、B）显示，右胸腔内下方见高信号的区域（黄色箭头），内见供血血管（线状低信号，红色箭头）。在横断位图像（图 2-3-17C）上，可以观察到供血血管起源于胸主动脉。

【CT】同一病例，出生后 6 个月行 CT 检查（图 2-3-17D ～ F）。CT 图像显示右肺下叶见一透亮度较低的区域；增强扫描时，部分组织强化；肺部 CTA 显示有两条来源于主动脉的分支血管，给病灶区域供血（蓝色箭头）。

■ 相关项目

肺隔离症的病变部位在 T_2WI 上呈现信号比肺组织高、比羊水低的边界清楚的影像。妊娠晚期，超声图像上显示出与周围肺组织相同的回声，有时会像消失了一样，但用 MRI 检查比较容易鉴别。

成像起源于体循环的供血血管最有助于影像学诊断的观察结果，但有时用 MRI 检查无法描绘，超声的彩色多普勒法在成像上很出色（图 2-3-16B）。多为膈肌上病变，但罕见的膈肌下病变的鉴别疾病是先天性肺气道畸形（CPAM）、CPAM+ 肺隔离症的混合病变、畸胎瘤和神经母细胞瘤等肿块性病变。营养血管的成像对肺隔离症的诊断很有用。

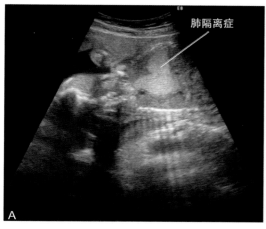
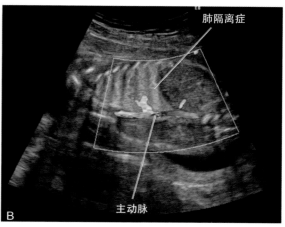

图 2-3-16　超声图像

A. 胸廓下方见三角形的高回声肿块。B. 与图 A 位同一病例；胸部的肿块中存在从主动脉直接分支的血流信号

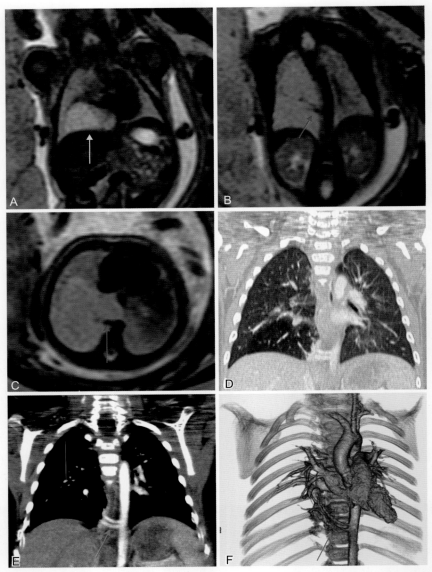

图 2-3-17　MRI（A～C. 妊娠 29 周）；CT（D～F. 出生 6 个月），与图 2-3-16 为同一病例
A～C. T$_2$WI（A. 冠状位像；B. 冠状位像；C. 横断位像）。D～F. 增强 CT（D. 肺窗；E. 纵隔窗；F. 增强 CT 动脉期容积投影图像）

5. 支气管闭锁症

■ 发病机制

支气管闭锁症通常累及段或亚段支气管，近端管腔局部狭窄或闭塞，远端发育正常的支气管被黏液充填扩张，形成支气管黏液栓。该支气管支配的肺组织通过侧支通气可出现新生儿局部肺气肿表现。支气管闭锁多见于左上肺叶，但其他部位都有可能发生。

支气管闭锁症被认为与各种先天性肺肿瘤性病变有关[20]，但具体发病机制尚不明确。除此，支气管闭锁形成肿瘤性病变的机制亦不清楚。根据支气管闭锁的程度和闭锁的时期，肺部病变也有所不同[21]。妊娠早期的支气管闭锁与先天性肺气道畸形（CPAM）和支气管源性囊肿有关，妊娠晚期（16 ～ 18 周）的支气管闭锁症主要与肺隔离症和先天性肺气肿相关。

■ **病例介绍**

◆ **病例 1（支气管闭锁）**

【MRI】妊娠 30 周，因怀疑胎盘疾病行 MRI 检查，偶然发现了胎儿肺部病变（图 2-3-18A、B）。胎儿右肺发现 2cm×3cm 的 T_2WI 高信号病变（红色箭头），未见异常血管，怀疑为先天性肺气管畸形。三维 True FISP 发现肺部病变肺门侧有结节状异常高信号（黄色箭头），考虑为黏液栓形成，故被诊断为胎儿支气管闭锁症。妊娠 35 周时，右胸腔内肿块（蓝色箭头）尺寸缩小，T_2WI 信号降低（图 2-3-18C、D），未见异常血管，胎儿正常肺组织信号增加良好。出生后进行了手术，被诊断为右下叶 B6b 支气管闭锁。

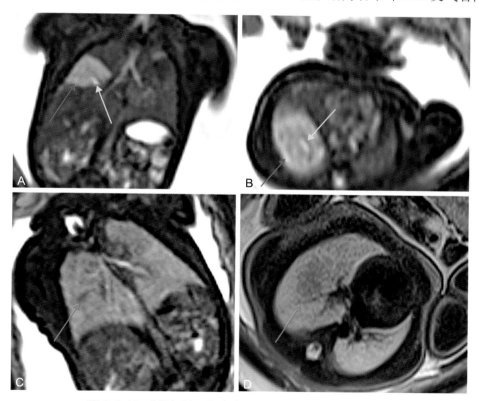

图 2-3-18　MRI（A、B. 妊娠 30 周；C、D. 妊娠 35 周）

◆ **病例 2（支气管闭锁 +CPAM）**

【超声】图 2-3-19。

【MRI】妊娠 21 周时，超声检查发现胎儿腹水，妊娠 23 周时怀疑胎儿左胸腔肿块。妊娠 26 周的 T_2WI（图 2-3-20A、B）中，左胸腔内见较周围肺组织信号更高的肿块

（黄色箭头）。左肺组织受压，膈肌向腹腔下压、凹陷，纵隔向右侧偏位，心脏亦受压移位。红色箭头示胎儿腹水。妊娠 35 周（图 2-3-20C、D），胎儿左肺肺门部位显示明显的结节状高信号（蓝色箭头），考虑为黏液栓形成。

【CT】出生后 CT（图 2-3-20E）显示了支气管黏液栓形成（紫色箭头），以及因气道阻塞而引起的左肺过度膨胀；术后病理诊断为 CPAM 伴支气管闭锁。

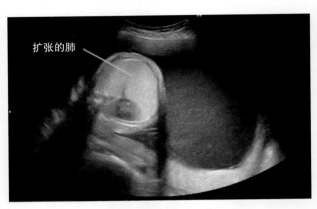

图 2-3-19　超声图像

病例 2，胸部横断位像。观察到肺过度膨胀，病变区域的回声高于腹部肝脏组织，另见胎儿腹水

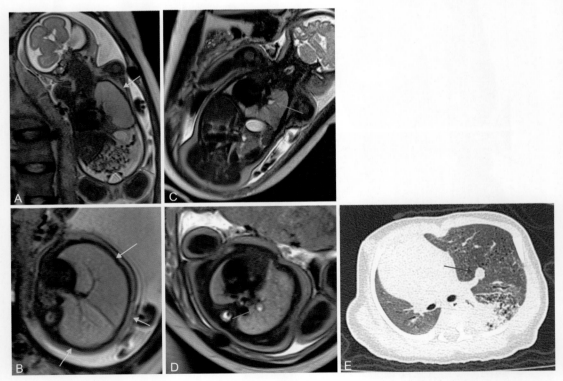

图 2-3-20　MRI（A、B. 妊娠 26 周；C、D. 妊娠 35 周），CT（E. 出生当天）

病例 2。A ～ D. T_2WI（A. 冠状位像；B. 横断位像；C. 冠状位像；D. 横断位像）。E. 胸部 CT（肺窗）

■ 相关项目

在中心支气管闭锁的情况下，远端肺组织不一定是肺不张的状态。考虑到来自正常肺组织的侧支通气，存在空气流入，形成气体充盈的肺气肿状态，引起肺部的过度膨胀（图 2-3-19）。与此同时，远端或末梢肺组织产生的分泌物无法排出，因此在闭塞部位可形成黏液栓。肿块性病变（即黏液栓）和远端肺气肿的变化是支气管闭锁症的特征性影像学表现。在 HASTE 和 True FISP 图像上，黏液栓可描绘为肺门区的结节状高信号影（图 2-3-21）。

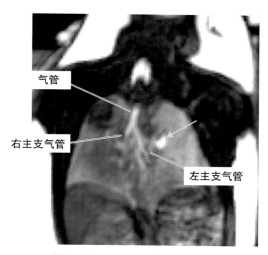

气管

右主支气管

左主支气管

图 2-3-21　MRI（妊娠 35 周）

与病例 1、病例 2 为不同的病例。高信号的肺部肿块病变被怀疑为黏液栓形成（黄色箭头）

6. 先天性肺气道畸形（CPAM）+ 肺隔离症

■ 发病机制

先天性肺气道畸形（CPAM）和肺隔离症合并存在被称为混合病变（hybrid lesion），此情况并不罕见。CPAM 和肺隔离症发生在妊娠 4 ～ 10 周。CPAM 由体循环供血，提示合并肺隔离症。根据以往手术病例的报道，术前诊断通常提示 CPAM 或肺隔离症，很少有病例可以预测混合病变。术前鉴别诊断的好处是可以制订更合适的治疗策略。CPAM 考虑进行肺叶切除术，肺隔离症如果没有影响到周围，仅切除病变部分的肺[22]。如果是混合病变，要考虑进行肺叶切除术。

■ 病例介绍

【超声】胸腔内见一肿块，降主动脉发出分支参与其血供。

【MRI】在气管隆嵴水平以下，右肺背侧见多个囊性结构（黄色箭头），T_2WI 信号显示比周围肺实质高（图 2-3-22）。此外，在右侧膈下后腹膜中可见一个 3cm 大小的囊性病变（红色箭头）。降主动脉发出异常血管（蓝色箭头）到胸腔内囊性结构，提示合并肺隔离症。胸腔内囊性结构与膈下囊性病变在 T$_2$WI 上的内部信号略有不同。妊娠期间胸腔内病变略有缩小，而腹腔内病变大小无变化。可见两种不同信号的肿瘤病变，其中 1 个有异常的血管分布，可以考虑 CPAM 和肺隔离症合并存在的混合病变。

该病例出生后进行了右肺下叶切除术。

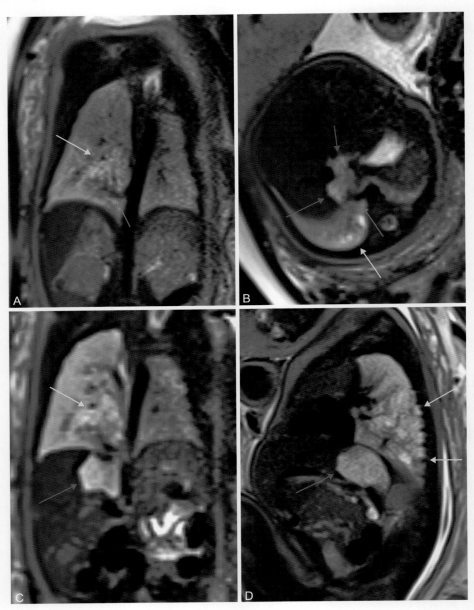

图 2-3-22　MRI（妊娠 34 周）

T$_2$WI。A、C.冠状位像；B.横断位像；D.矢状位像

■ 相关项目

混合病变在病理组织学上是两种不同的病变，反映在影像上也是如此。

7. 胎儿胸腔积液

■ 发病机制

胸腔积液分为原发性和继发性。原发性常为先天性乳糜胸，由淋巴液外渗至胸腔所致，除胸腔积液外无其他异常。继发性是胸腔积液继发于其他疾病，包括心脏病、血液病、感染、畸形或染色体异常，以及肺囊性疾病。最早发生在妊娠 15 周左右，一般妊娠 30 周左右可观察到。约 50% 病例合并复杂畸形或染色体异常，因此术前需进行详细的全身 MRI 扫描，对诊断复杂畸形很有用。

通过胸腔穿刺来鉴别是浆液性还是乳糜性胸腔积液。细胞学分析淋巴细胞计数为 80% 及以上时，可诊断乳糜胸。但妊娠期间通常不进行胸腔穿刺，仅通过影像学检查很难区分胸腔积液的性质。

少量单侧胸腔积液可自行吸收，预后良好。双侧或大量胸腔积液会压迫下腔静脉和心脏，导致充血性心力衰竭、胎儿水肿。肺部长期受压导致肺发育不全，纵隔受压导致羊水过多，从而引起胎儿宫内死亡、早产、产后呼吸衰竭，预后很差。

■ 病例介绍

MRI 检查与超声一样，根据胸腔积液的信号强度很难区分患者是否有乳糜胸。有必要评估是否合并畸形，判断是原发性还是继发性。

【超声】参见图 2-3-23。

【MRI】图 2-3-23 中 A、B 图为同一病例。在妊娠 29 周时（图 2-3-24A ～ C），观察到胎儿双侧胸腔积液（左侧＞右侧）（红色箭头）。胸腔积液信号为 T_1WI 低信号，T_2WI 高信号，非血性。两肺体积变小并向纵隔压缩，并且在 T_2WI 上呈低信号强度（黄色箭头）。横膈变平，胸腔内压力轻度增加。皮肤水肿并存在胎儿水肿（蓝色箭头）。有少量腹水，未合并畸形。

【X 线】完成胸腔 - 羊膜腔分流术，并证实了乳糜胸。可以看到通过胸腔内分流放置的两个导管（紫色箭头）（图 2-3-24D）。

该患儿出生 9 天后死亡。未发现合并畸形。证实胎盘中感染巨细胞病毒（CMV）。

■ 相关项目

宫内治疗包括胸腔穿刺术和胸腔 - 羊膜腔分流术。宫内治疗适用于妊娠 34 周内的原发性胸腔积液或因肺隔离症引起的继发性胎儿胸腔积液。

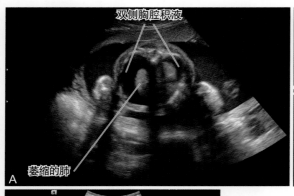

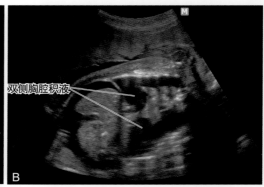

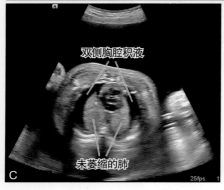

图 2-3-23　超声图像

图 A、B 为同一病例。A. 胸部横断位像，胸腔积液中漂浮有未萎缩的肺；B. 胸部横断位像，胸腔积液；C. 胸部横轴位像，与图 B 一样，胸腔积液

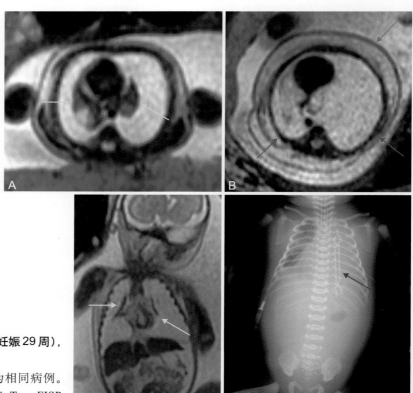

图 2-3-24　MRI（A～C. 妊娠 29 周），X 线摄影（D. 出生后）

与图 2-3-23 的图 A、B 为相同病例。A、B. T_2WI 横断位像；C. True FISP 冠状位像；D. X 线影像

8. 淋巴管瘤

■ 发病机制

参见第 2 章第二节 "1. 颈部淋巴管瘤"。淋巴管瘤最常见于头颈部，其次是腋窝。囊性淋巴管通常具有隔膜结构，这对诊断很有用。海绵状淋巴管瘤的单个囊性腔小，间隔结构不清，在妊娠期其大小不变或略有增大。

■ 病例介绍

【超声】在腋窝中观察到囊性病变（图 2-3-25）。

【MRI】与图 2-3-25 为同一病例。在妊娠 29 周时（图 2-3-26A ～ C）。从胎儿左侧胸部到腋窝发现多房囊性肿块（箭头）。有间隔结构，内容物为 T_1WI 高信号，T_2WI 为低信号，未见出血及实性成分。腋窝肿块已经扩散到胸大肌、大圆肌和肩胛下肌之间。在妊娠 35 周时，多房囊性肿块的大小略有增大（图 2-3-26D、E），肿块的信号强度不变。

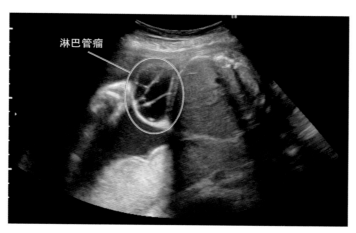

图 2-3-25　**超声图像**

胸部横断位像，腋下可见多房囊性肿块

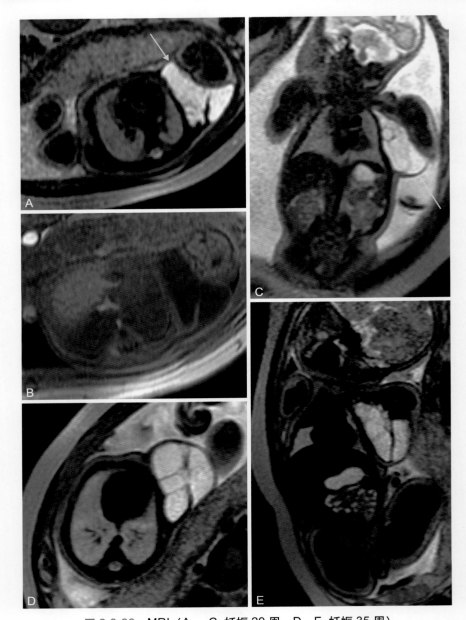

图 2-3-26　MRI（A ～ C. 妊娠 29 周；D、E. 妊娠 35 周）

与图 2-3-25 同一病例。A. T$_2$WI 横断位像；B. T$_1$WI 横断位像；C. T$_2$WI 冠状位像；D. T$_2$WI 横断位像；
E. T$_2$WI 冠状位像

第四节 心 脏

全内脏反位

■ **发病机制**

当心尖和胃都位于身体左侧时，我们称为正位；当两者都位于右侧时，则称为全内脏反位。

有报道显示，在日本人群的 X 线体检中，全内脏反位的出现率为 0.25% ～ 0.53%，约 50% 病例合并心血管畸形，约 20% 的病例合并无脾 / 多脾综合征。其他并发症包括异常的肠扭转、胆道梗阻、十二指肠前门静脉、膈疝和环状胰腺等[24]。

在妊娠中期（16 ～ 27 周）或妊娠晚期（28 周以上），胎儿的心尖或胃部在身体右侧即可确诊。通过脊柱和头部位置确定胎儿长轴方向，确认胎儿左右两侧。

如脑室轻度扩大，则怀疑卡塔格内综合征（Kartagener syndrome）可能，应慎重评估胎儿是否有其他畸形。本病与染色体异常无关。

■ **病例介绍**

【超声】图 2-4-1。

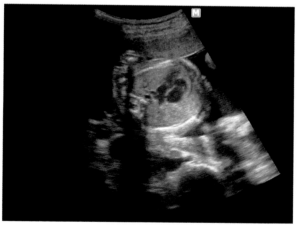

图 2-4-1 **超声图像**
四腔心切面。因心尖、胃于左侧可见，所以胎儿看起来无异常

【MRI】与图 2-4-1 为同一病例。在 T_2WI 定位像上，胎儿呈头位。脊柱位于母体的腹壁一侧（图 2-4-2A、B）。由此可见胎儿右侧与母体右侧一致。心尖和胃位于胎儿右侧，为全内脏反位（图 2-4-2B、C）。未见脑室扩大，无并发畸形，为预后良好病例。

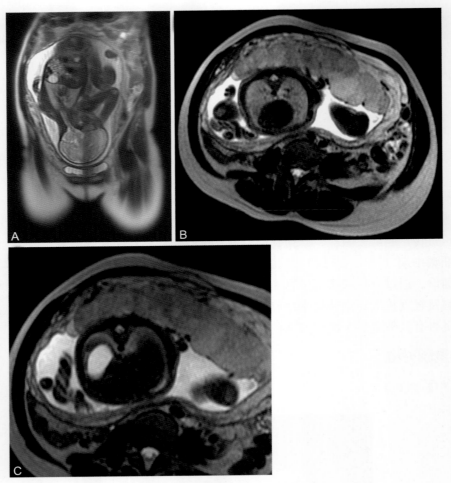

图 2-4-2　MRI（妊娠 31 周）

与图 2-4-1 为同一病例。A. T$_2$WI 定位像，大视野（FOV）可确认胎儿与母体的位置关系；C. T$_2$WI，根据母体的右侧及左侧提示，母体右侧 = 胎儿右侧

　　为确认胎儿的左右两侧，需要了解胎儿的头部和脊柱在整个子宫内的位置。为此，MEI 最少要用大视野（FOV）扫描一个序列，也可使用定位像（Localizer）代替。

　　通过胎儿的头部和脊柱确定长轴，并确认胎儿的左右两侧。继而确认心尖和胃的位置，并评估是否有内脏反位。这些都可以用 T$_2$WI 序列来评估。

第五节　腹　　部

1. 食管闭锁

■ 发病机制

　　食管闭锁是最常见的消化道畸形之一。气管 - 食管畸形发生在妊娠第 4 周左右。气管和食管是起源于原前肠的器官。在妊娠 5 ~ 7 周时气管食管隔（tracheoesophageal septum）形成，两者分离。这一过程的发育不良会导致一系列的畸形，包括食管闭锁、气管异常和喉气管食管裂等。在妊娠中期或妊娠晚期，通过胃泡小（或无胃泡）、羊水过多、宫内胎儿生长迟缓即可确诊。绝大多数食管闭锁的病例都并发气管食管瘘。因为羊水可通过瘘口流入胃，所以可存在羊水不过多、胃部正常成像的情况。根据 Gross 分类，食管闭锁可分为 A ~ E 型（图 2-5-1）5 种。食管近端闭锁，远段与气管相通，形成瘘管（C 型），此型最为常见[25]。

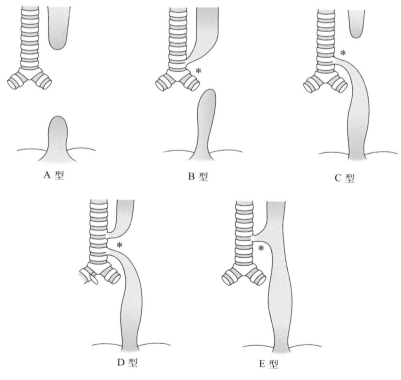

A 型　　　　　　　　　　B 型　　　　　　　　　　C 型

D 型　　　　　　　　　　E 型

图 2-5-1　Gross 分类

＊气管食管瘘

引自：Gross RE: The Surgery of Infancy and Childhood, WB Saunders, Philadelphia: 76, 1953 を参考に作成

约 50% 病例出现多脏器异常，常为 VACTERL 综合征（参见第 3 章"VACTERL 综合征"）的部分症状。在食管闭锁中，由于食管远端囊的运动功能不正常，易患胃食管反流和重度食管炎。出生后的长期预后各不相同，取决于食管炎、（食管）狭窄复发情况和并发畸形。

■ 病例介绍

【超声】图 2-5-2（病例 1 ～ 3 分别为不同病例）。

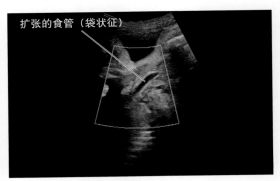

图 2-5-2　超声图像
袋状征。胎儿颈部见细长型囊泡影像

◆ 病例 1（图 2-5-3）

【MRI】胸部上纵隔内见扩张的囊状结构（黄色箭头），考虑食管闭锁导致的食管近端扩张（袋状征）。可确认小胃泡（红色箭头）。在 T_1WI 像上，扩张的食管近端呈低信号影（蓝色箭头）。大肠内见胎便高信号影（紫色箭头）。怀疑为食管闭锁伴气管食管瘘，但实际上是 A 型食管闭锁。

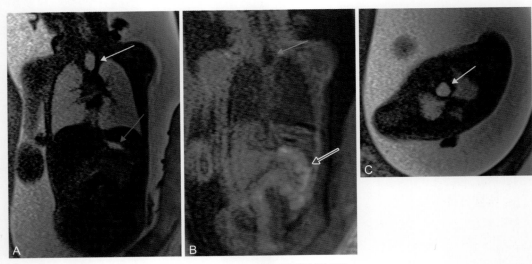

图 2-5-3　MRI（妊娠 37 周）
病例 1。A. T_2WI 冠状位像；B. T_1WI 冠状位像；C. T_2WI 横断位像

◆ **病例 2**（图 2-5-4）

MRI 纵隔上部见细长的囊状结构（白色箭头），为袋状征（pouch sign）。另可见小胃泡。腹部 T_1WI 像上大肠（白色箭头）集中位于左侧，小肠（绿色箭头）集中位于右侧，见肠旋转异常。出生后，确诊为食管闭锁 C 型和肠旋转异常。

◆ **病例 3**（图 2-5-5）

MRI 胃泡缺乏，亦不可见袋状征。超声图像提示羊水过多，因缺乏胃泡，考虑食管闭锁可能。图像正中的囊泡结构为胆囊。出生后诊断为食管闭锁 D 型。

扩张的食管近端含有羊水，在 T_2WI 像上呈现为一个高信号的囊泡结构。在探讨闭锁部位和气管食管瘘时，对胸部进行三维重建图像是非常有用的。

如上所述，即便食管闭锁，也大多合并气管食管瘘，即使扫描呈现正常的胃泡，也不能否定食管闭锁。如病例 1 所示，即使没有气管食管瘘，也会有胃被扫描出来的情况。

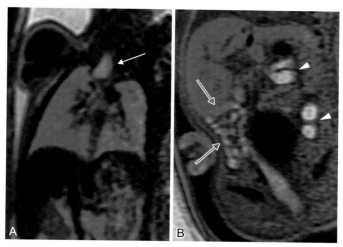

图 2-5-4　MRI（妊娠 32 周）
病例 2。A. T_2WI 冠状位像；B. T_1WI 冠状位像

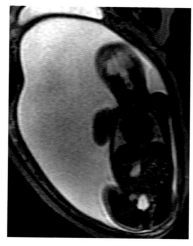

图 2-5-5　MRI（妊娠 30 周）
病例 3。T_2WI 冠状位像

■ **相关项目**

< 袋状征 >（图 2-5-2）

在食管闭锁病例中可见食管近端扩张现象[26]。根据胎儿吞咽的时机，袋状征有时在正常胎儿中也可见，故要结合羊水过多等其他症状进行诊断。袋状征如果位于锁骨上方时正常；位于锁骨下方时，食管闭锁的可能性高。

< 鉴别诊断 >

可考虑膈疝、内脏反位、肌肉骨骼或神经系统异常导致的吞咽困难，但通过超声和 MRI 相结合，把握特征性影像表现，鉴别起来相对容易。

2. 十二指肠闭锁及狭窄

■ 发病机制

十二指肠闭锁在先天性肠道闭锁中的发病率最高。有学说认为在妊娠第 8 周末，暂时性闭锁的十二指肠肠腔内发生再贯通时，本病由空化过程发生障碍而导致。也有学说认为该疾病由血液循环障碍导致。该疾病在妊娠 20 周以前诊断较困难，多数病例在妊娠 29 周左右确诊。可伴有其他发育畸形，如染色体异常，30% 的病例合并 21- 号染色体三体畸形。另外，该疾病常并发先天性心脏异常，常规需进行超声心动图排除。合并畸形的程度往往影响妊娠过程，以羊水过多、早产多见。

■ 病例介绍

【超声】图 2-5-6。

【MRI】与图 2-5-6 为不同的病例。T₂WI（图 2-5-7A）显示，因羊水的积聚导致异常扩张的胃和十二指肠，呈双泡征（double bubble sign）[27]（黄色箭头）。T₁WI（图 2-5-7B）显示，大肠内胎便信号集中在左侧腹部（红色箭头），小肠集中在右侧，因此怀疑并发肠旋转不良。

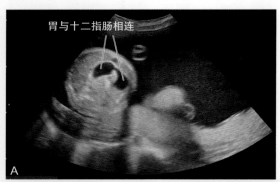

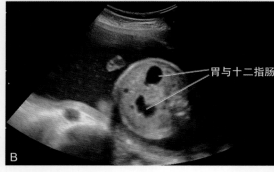
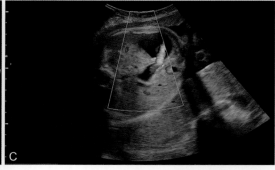

图 2-5-6　超声图像

A. 双泡征。2 个囊泡存在相连的地方。B. 双泡征。2 个囊泡是否相连尚不清楚。C. 十二指肠闭锁中胃和十二指肠是否连续可以用彩色多普勒法确认

该病例在出生后第 2 天实施了相关手术，证实为十二指肠完全闭锁伴肠旋转不良。MRI 显示的胃长轴扭转有助于获得十二指肠远端肠管的相关信息。无论是多发闭锁还是单发闭锁，即使是确认远端肠道的直径和走向，以及在大肠中含有胎便信号的情况下，也不能完全排除消化道闭锁（参见一种观点）。

■ 相关项目

< 双泡征 >（图 2-5-6，图 2-5-7A）

十二指肠下端闭锁，以胃泡和十二指肠上部相邻的 2 个椭圆形囊泡状结构为典型特征。

< 一种观点 >

由于胎儿期没有排便运动，用 MRI 检查显示胎儿肛门和先天性巨结肠（Hirschsprung 病）相当困难，几乎未见相关文献报道。大肠的表现因闭塞部位和消化道闭锁的时期而不同。胎便的原料大部分是肠道分泌物。小肠闭锁一般认为曾经开通过，但在某种情况下发生关闭，闭锁发生的时间越晚，远端肠道的表现就越接近正常。另外，闭锁部位越靠近肛门侧，肠道分泌物和胎便越少，因此形成微型结肠。在消化道完全闭锁，羊水无法到达大肠的情况后，远端的消化道也会积存肠道分泌物引起的胎便。因此，即使在大肠中确认了胎便信号的情况下，也不能排除消化道闭锁。

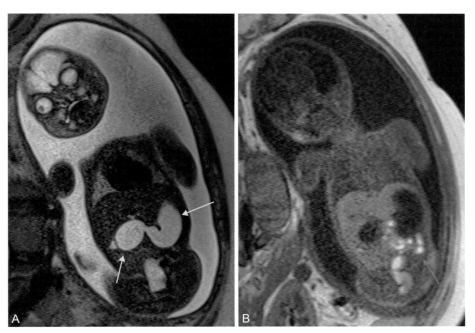

图 2-5-7　MRI（妊娠 29 周）

与图 2-5-6 为同一病例。A. T_2WI 冠状位像；B. T_1WI 冠状位像

3. 空肠回肠闭锁

■ 发病机制

导致新生儿肠道闭锁的原因很多。肠道闭锁症较肠道狭窄的发病率高，发生部位以近端空肠、远端回肠多见。其可能为胎儿期发生肠扭转、肠套叠等导致肠管某处血供障碍，从而形成肠闭锁。

消化道可出现合并畸形，但出现染色体异常和肠道外畸形的发病率较低。胎儿吞咽运动始于妊娠 16 周左右，胎便在妊娠中、后期进入小肠及大肠并集聚。因此，在妊娠 18 周以前确诊较困难。合并胎便性肠梗阻者，在扩张肠道中可发现胎便（超声图像中呈高回声，MRI 中 T_1WI 呈高信号）。在妊娠过程中可能出现羊水过多导致早产，但一般情况下空肠回肠闭锁的预后良好。因此，出生后手术生存率也有所提高。

■ 病例介绍

【超声】图 2-5-8（病例 1、病例 2 为不同病例）。

◆ **病例 1（空肠闭锁）**

【MRI】妊娠 31 周时超声提示十二指肠闭锁。胎儿的胃（黄色箭头）、十二指肠（红色箭头）及近位空肠（蓝色箭头）连续扩张（图 2-5-9A、B），即所谓的三泡征（triple bubble sign），疑似空肠或回肠闭锁。

【普通 X 线摄影】可见三泡征（图 2-5-9C），出生第 1 天手术后确诊空肠闭锁。

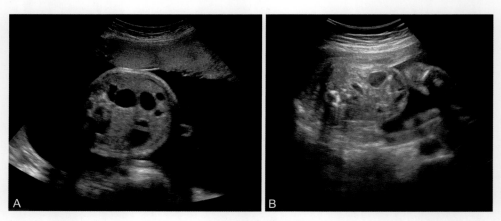

图 2-5-8 超声图像

A. 消化道畸形。腹部横断位像，有 3 ~ 4 个囊泡，可见蠕动。B. 与图 A 为不同的病例，三泡征阳性，可见多个囊泡

◆ **病例 2（回肠闭锁）**

【MRI】超声怀疑胃小肠扩张、胎儿腹水、主动脉骑跨，建议行 MRI 进一步检查。右侧腹腔内可见扩张的管状结构（紫色箭头），T_2WI 像显示为不均匀的高信号，T_1WI

像显示为胎便的高信号，认为是消化道闭锁引起的肠道扩张（图 2-5-10）。左侧腹腔内可见被挤压移位的小肠（黄色圆圈）。直肠至升结肠走行无异常，未见明显扩张。在上腹部中央发现 T_2WI 呈低信号的横结肠（白色箭头）。扩张肠管在升结肠的口侧以索状结构连续，怀疑回肠远端闭塞。脐带为单一脐动脉。手术证实为回肠闭锁（距回肠口侧 20cm 处为盲端）。

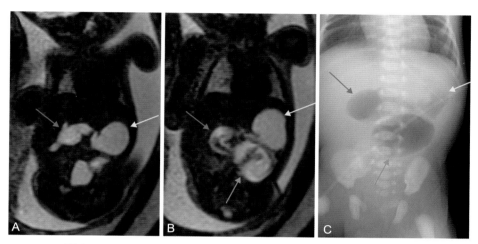

图 2-5-9　MRI（A、B. 妊娠 31 周），普通 X 线摄影（C. 出生后）

病例 1。A、B. 冠状位 T_2WI；C. 普通 X 线摄影

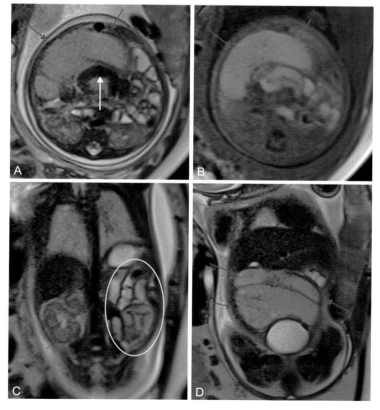

图 2-5-10　MRI（妊娠 34 周）

病例 2。A. T_2WI 横断位像；B. T_1WI 横断位像；C、D. T_2WI 冠状位像

■ 相关项目

< 消化道畸形 >【图 2-5-8A】

空肠回肠闭锁症常合并消化道畸形，包括肠旋转不良、胎便性肠梗阻、胎便性腹膜炎。常见于肠道穿孔、腹壁缺损。MRI 是超声的辅助诊断方式，对有无合并上述畸形非常有帮助。在消化道检查，T_2WI 可明显显示因羊水积存而扩张的肠道，T_1WI 有助于评价大肠内的胎便信号和肠道走行。

< 三泡征 >【图 2-5-8B】

三泡征是近端空肠或回肠闭锁的影像学特征性表现。以胃泡、十二指肠上部、近端空肠相邻 3 个椭圆形囊泡状结构为特征。

4. 胎便性腹膜炎

■ 发病机制

胎便性腹膜炎为肠道穿孔引起的无菌性化学腹膜炎。肠道穿孔的原因有原发性肠道缺血和消化道畸形。胎便性腹膜炎为腹腔内钙化的最常见病因。根据病因、穿孔时期、穿孔部位有无自然闭锁，临床表型不同，从无症状的腹腔内钙化到巨大囊性胎便性腹膜炎等。Dirkes 等根据超声表现将腹腔内钙化分为单纯型和复杂型[28]。单纯型胎便性腹膜炎仅表现为孤立性钙化，预后好。如并发肠道扩张、胎便性假囊泡、腹水、羊水过多，则被认为是复杂型胎便性腹膜炎，需要出生后进行外科治疗。在被诊断为胎便性腹膜炎的胎儿病例中，8% 出现并发囊性纤维化（参考见"相关项目"）。胎儿时期确诊比出生后确诊的预后好。该疾病的长期预后取决于基础病因。

■ 病例介绍

【超声】图 2-5-11。

【MRI】与图 2-5-11 为不同的病例。超声检查发现腹腔内囊性病变和羊水过多。妊娠 34 周（图 2-5-12）时，发现囊性病变（黄色箭头）占腹腔 1/2 左右。囊性病变内主要为水信号（T_2WI 高信号、T_1WI 低信号），在 T_2WI 中可见淡线状或粒状的低信号区，为囊壁间隔或纤维蛋白等混浊成分。双侧阴囊水肿（红色箭头），特别是左阴囊肿大严重，肿大的阴囊内信号不均匀，存在 T_2WI 高信号的液体潴留。

在直肠 - 乙状结肠上发现胎便信号（蓝色箭头），在升结肠 - 横结肠 - 降结肠区域未发现结肠影，为微型结肠（mall colon）。该病例诊断为消化道穿孔伴随的胎便性腹膜炎、胎便性假囊泡形成。

随着妊娠进程，腹水和水肿程度增加。出生前诊断为复杂型胎便性腹膜炎，出生后经手术证实为回肠完全闭锁和胎便性假囊肿形成。

腹腔内钙化在 MRI 图像上很难被发现。疑似胎便性腹膜炎时，可通过有无胎便囊肿推断肠道受累情况，以及通过羊水过多等表现进行间接诊断。由于这些表现一般在妊娠晚期才出现，因此需考虑妊娠期间 MRI 检查的频率，同时需要考虑的鉴别诊断包括多个腹部囊性肿瘤，在一定程度上可根据解剖学位置关系、囊性内容物的 T_1WI 的信号强度、有无钙化、周围实质脏器和肠道的表现来进行鉴别。

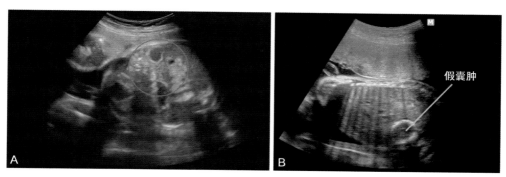

图 2-5-11　超声图像

A. 腹部横断位像。有大小不一的多个囊肿，在其周围发现白色的高回声钙化（红色圆圈）。B. 与图 A 为不同的病例，胎便性假囊肿，下腹部可见圆形钙化回声

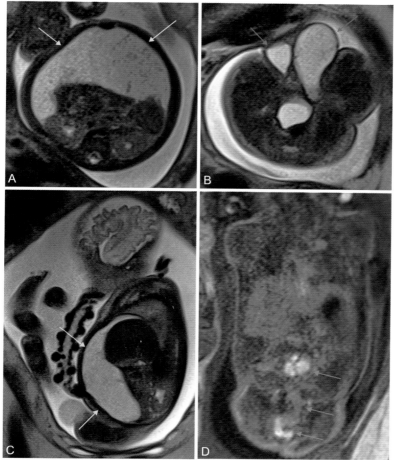

图 2-5-12　MRI（妊娠 34 周）

A、B. T_2WI 横断位像；C. T_2WI 矢状位像；D. T_1WI 冠状位像

相关项目

囊性纤维化是一种由 *CFTR* 基因突变引起的全身性常染色体隐性遗传性疾病。

5. 其他消化道异常（回肠粘连，内疝形成）

■ 发病机制

在本章第五节"3. 空肠回肠闭锁"中也进行了该病的介绍，发生机制可能为肠系膜的脉管障碍学说。据推测，脉管障碍发生在妊娠 6 ～ 12 周小肠旋转阶段，其原因可能为肠系膜动脉扭曲、胎儿血压降低、血管畸形、肠旋转异常、肠套叠、腹壁破裂等。

■ 病例介绍

【超声】疑似小肠闭锁。

【MRI】妊娠 33 周（图 2-5-13），右上腹可见厚壁蜿蜒状扩张的肠道，从解剖位置上考虑为小肠（红色圆圈）。T_1WI 显示扩张肠道内有胎便高信号。直肠内可见极少量胎便信号，横结肠、降结肠，尤其是降结肠上部有少量胎便信号（黄色箭头）。因为是妊娠 33 周，所以怀疑是肠道闭锁狭窄。关于闭锁部位，根据胃的扩张不太明显及在扩张小肠环内发现胎便信号的情况，可以认为闭锁发生在回肠末端附近。在左侧腹部可见小肠聚集（红色箭头），在肝周也发现了少量腹水，怀疑是腹膜炎导致的肠道粘连，在出生后 1 个月进行了手术，排除先天性巨结肠（Hirschsprung 病），证实为原因不明的小肠（回肠）粘连和内疝形成。

如本病例不仅仅为单纯的肠道闭锁、腹膜炎和肠道粘连，在内疝形成等腹腔复杂病变的情况下，MRI 检查更有助于显示消化道闭锁全貌，紧靠闭锁部口侧的肠道扩张最明显，距离闭锁部越远，扩张越不明显；闭锁部位越靠近肛门侧，胎便的量越少。

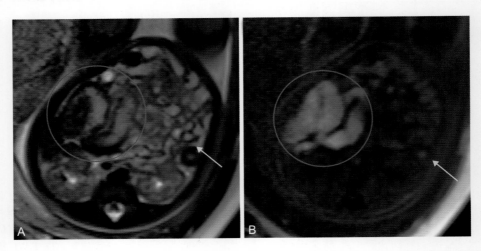

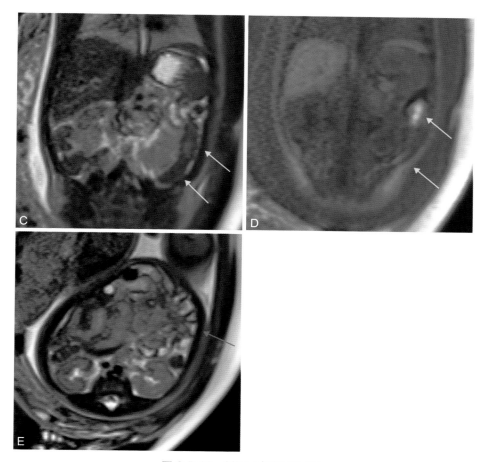

图 2-5-13　MRI（妊娠 33 周）

A. T$_2$WI 横断位像；B. T$_1$WI 横断位像；C. T$_2$WI 冠状像；D .T$_1$WI 冠状像；E： T$_2$WI 横断位像

6.腹壁异常

（1）腹壁破裂

■ 发病机制

先天性腹壁裂是由于妊娠 6 周内的胎儿外侧壁褶皱发育停滞，腹壁中线旁的腹壁闭合不全出现缺损，腹内脏器从腹壁缺损处疝出形成的畸形，而脐孔及脐带正常。在临床上常与脐带疝相鉴别，这两种疾病都是由腹壁异常引起的。通过超声检查发现胎儿的腹壁外有疝出的扩张肠管影（图 2-5-14）。

腹壁破裂的特征是正常脐带的右侧有小的（通常在 3cm 以下）腹壁缺损孔，没有膨出包块[29]。有少量病例报道缺损孔位于脐部左侧[29]。腹壁裂发生率为 0.01%，属于罕见疾病。20 岁以下的年轻孕妇发生率较高[30]。合并肠闭锁的比例为 10% ～ 20%，与脐带疝不同，合并畸形和染色体异常的较少[31]，度过新生儿期后，预后良好。如果没有合并症，手术可以获得良好的预后。

妊娠期间，胎儿腹腔外的脱出肠管比腹腔内肠管的肠径更大[32]。外翻的肠管因浸泡在羊水中，可引起炎症和粘连，使肠管狭窄或扩张，也有可能发展为肠穿孔[33, 34]。

在诊断前腹壁缺陷时，超声检查是首选。MRI 检查为备选。在正常的胚胎发育过程中，肠管会在妊娠 11 周之前回到腹腔内。因此，在妊娠 14 周以后进行诊断比较稳妥。

■ 病例介绍

【超声】图 2-5-14。

【MRI】与图 2-5-14 为不同病例。妊娠 35 周的超声显示腹壁异常，胎儿腹腔内外有连续的管腔结构（T_2WI 低信号，T_1WI 高信号）（图 2-5-15，黄色箭头）。腹腔内看到少量肠管结构，但小肠和大肠大部分已疝出腹腔外。脐带（蓝色箭头）正常，没有膨出包块。根据脐带和肠管的位置关系，诊断为肚脐右侧约 2cm 腹壁缺损（红色箭头）的先天性腹壁裂。由于疝出的肠管比腹腔内肠管扩张，因此肝、膀胱等其他脏器不易疝出。

虽然能看到疝出肠管的扩张，但是对于肠管的炎症粘连引起的狭窄和局限性扩张很难诊断（参见图 2-5-16）。

腹壁破裂和未破裂的脐带疝在 MRI 检查中很易区分：腹壁裂时，疝出肠管在羊水中悬浮扩散，脐带疝时，膨出包块内有密集的肠管；腹壁裂时，脐带附着在腹壁上，脐带疝时脐带与腹壁分开。

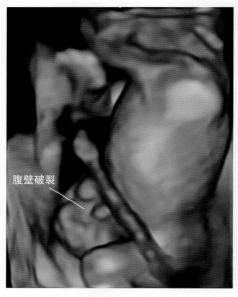

图 2-5-14　超声图像
从腹部疝出的肠管在羊膜腔内漂浮

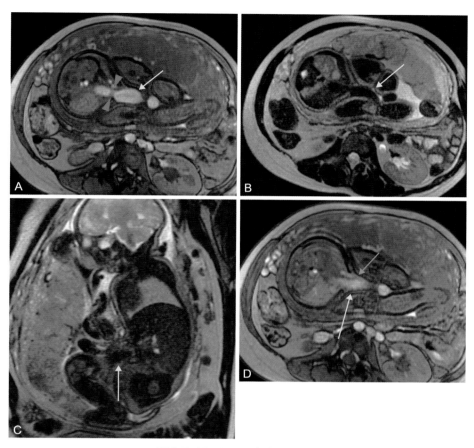

图 2-5-15　MRI（妊娠 36 周）

与图 2-5-14 为不同病例。A、B. 可以看到疝出肠管的水平横断位像（A. T$_1$WI；B. T$_2$WI）。C. 可以看到腹壁缺损部位的矢状位像（T$_2$WI）。D. 可以看到脐带和疝出肠管的横断位像（T$_1$WI）

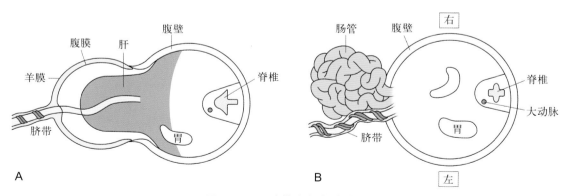

图 2-5-16　脐带疝和腹壁破裂
A. 脐带疝；B. 腹壁破裂
引自：森巍（监）：胎儿诊断・管理のABC，第 5 版，金芳堂，京都。p132，133.2019

（2）脐带疝

■ 发病机制

腹内结构从脐基部正中腹壁缺损处疝出的状态，可能与妊娠 3～4 周时腹膜折入过程中发生异常有关。超声图像（图 2-5-17）是在妊娠 10 周左右确诊的。腹壁缺损部缺少腹肌、筋膜、皮肤，膨出包块由腹膜和羊膜组成的 2 层膜覆盖。脐带疝与腹壁破裂不同，脐带与腹壁距离较远（图 2-5-16），合并畸形和染色体异常的发生率较高。如果在 20 周之前确诊，可以考虑终止妊娠。与 Cantrell 五联征和 Beckwith-Wiedemann 综合征等几种有关。虽然合并畸形对生命预后的影响很大，但一般认为肝脏是否疝出脐疝内与新生儿病死率有关。

当胎儿诊断为巨大的脐带疝时，在新生儿期容易合并严重的肺发育不全和肺动脉高压形成。因此建议在妊娠 32～34 周进行 MRI 检查，以评估肺容积。

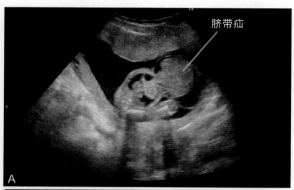

图 2-5-17　**超声图像**
图 A、B 为同一病例。A. 腹部横断位像。从腹壁开始有很大的肿块。肝脏疝出，也有腹水。B. 肝脏从胎儿腹部疝出。C. 单心房、单心室。腹部有肿块，肠管好像伸出来一样。D. 胎儿腹部。大而膨隆，与脐带相连

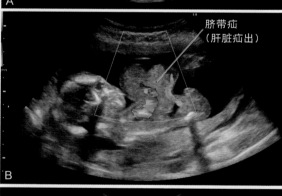

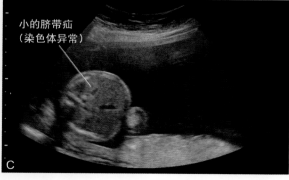

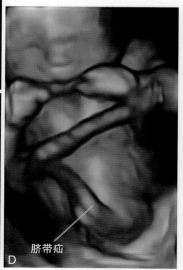

■ **病例介绍**

◆ 病例 1

【MRI】妊娠初期被诊断为脐疝。在妊娠管理期间，为了胎儿进行全身评估，需要做 MRI 检查。妊娠 32 周（图 2-5-18）时，发现从胎儿腹壁中央向体外突出的膨出包块（黄色箭头），即脐疝。缺损大小为 3.3cm。疝出器官大部分是 T_1WI 高信号的小肠（红色箭头），部分胆囊（蓝色箭头）也已脱出。膀胱上缘也突出，未发现肝脏疝出。肺体积和信号均保持正常，未见明显的肺发育不良。脐带过度扭转，呈水肿状态。

出生后，被诊断为 Beckwith-Wiedemann 综合征。

◆ 病例 2

【超声】图 2-5-17A、B。

【MRI】妊娠 17 周（图 2-5-19），发现从胎儿腹壁中央向体外突出的疝囊，脐带在囊的左下方连续（紫色箭头）。缺损孔的大小为 1.6cm，疝囊的大小为 3cm。

疝出的器官以小肠为主，还包括胃、消化管及肝脏（白色箭头）。

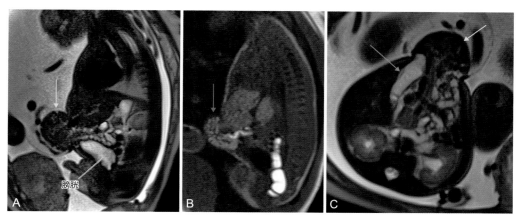

图 2-5-18　MRI（妊娠 32 周）
病例 1。A. T_2WI 矢状位像；B. T_1WI 矢状位像；C. T_2WI 横断位像

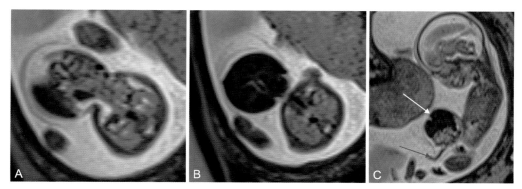

图 2-5-19　MRI（妊娠 17 周）
病例 2。A、B. T_2WI 横断位像；C. T_2WI 矢状位像

■ **相关项目**

< 脐带疝和腹壁裂的示意图 >

参见图 2-5-16。

< 鉴别诊断 >

● 生理性肠管疝：在胚胎发育过程中，妊娠 11 ～ 12 周，肠管进入腹腔，因此在妊娠初期应慎重诊断腹壁异常。在妊娠初期此种肠管疝的疝门往往在 1cm 以下。

● 腹壁裂：脐带附着在腹壁上，没有被膜覆盖。羊水内有消化管道破裂，与脐带疝的疝囊破裂的状态很难区分。脐带疝的特征是腹壁缺损部分明显大于腹壁破裂，肝脏向腹腔外疝出的迹象，腹壁破裂不常见。

● 脐带囊肿：在腹壁附近形成囊肿时需要鉴别。

（3）脐尿管囊肿

■ **发病机制**

在胚胎发育过程中，妊娠 6 周左右，膀胱与脐带内的尿膜相连，随着膀胱下降，顶部延长、变狭小，成为输尿管。但到妊娠 8 周左右闭锁，作为正中脐韧带残留。脐带脱落后会形成索状物。在脐尿管完全没有封闭的情况下会出现脐尿管未闭症，是胎儿期最多的类型。闭锁不充分可引起脐尿管瘘、脐尿管窦、脐尿管囊肿（图 2-5-20）及脐尿管憩室等形态残留。下尿道闭锁时，膀胱内压上升，可能迫使尿膜管开放。

脐尿管残留在胎儿中占 50%，多数随着成长而闭锁。患儿出生后通过外科修复术，预后良好。

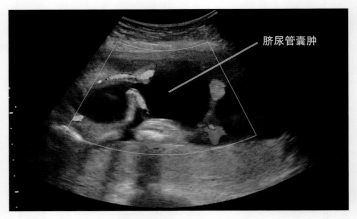

图 2-5-20　超声图像

脐尿管囊肿。与膀胱连续的囊肿存在于体外

■ **病例介绍**

【超声】图 2-5-20。

【MRI】与图 2-5-20 为相同的病例。超声图像显示疑似脐尿管囊肿。妊娠 30 周

（图 2-5-21），从胎儿膀胱到脐带附着处发现约 4cm×1cm 的细长囊肿状结构（黄色箭头，
T_2WI 高信号）。下腹部前方正中，膀胱顶部和脐带附着部之间存在液体储留腔，其被认
为是脐尿管开放。

T_2WI 对检测囊肿性病变效果好，其特征形态是矢状位像容易显示，囊肿内潴留的
尿液显示 T_1WI 低信号，T_2WI 高信号。

作为其他的影像所见，脐带处的脐带胶质（Wharton jelly）能吸收尿液，显示脐带
处肥厚。

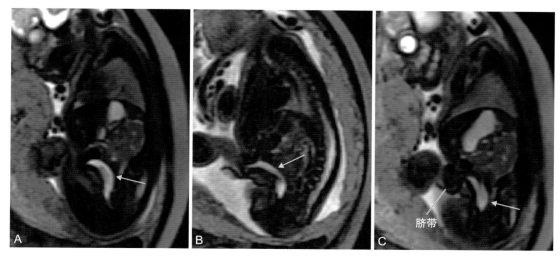

图 2-5-21　MRI（妊娠 30 周）

与图 2-5-20 为相同的病例。T_2WI 矢状位像。按照图 A ～ C 的顺序显示胎儿从左侧到右侧的表现

■ 相关项目

< 鉴别诊断 >

脐疝、脐肠管残留等腹腔内的囊肿性病变可被鉴别。由于特征性的解剖学位置，应
该很容易鉴别。

● 脐肠管残留：连接胎儿期卵黄囊和肠管的卵黄肠管有不同程度的残留。脐尿管残
留的情况是膀胱顶部纵向突出的形态。通过脐腹壁和肠管之间的错位等来鉴别。

7. 肠系膜囊肿

■ 发病机制

肠系膜囊肿是来源于肠系膜或大网膜的囊性肿块，由中心淋巴管瘤和交通受阻的肠
系膜的淋巴组织增生引起。肠系膜囊肿常作为肠系膜淋巴管瘤的同义词使用。在整个妊
娠过程中，肠系膜囊肿形态和变化各不相同，有的大小不变，有的则增大挤压周围脏器。

肠系膜囊肿多数发生在小肠系膜上。

■ 病例介绍

【MRI】在本病例中，超声显示腹腔囊肿，妊娠 28 周时转诊就诊。妊娠 32 周（图 2-5-22），发现胎儿腹部正中有 24mm × 20mm 的单房囊性肿块（黄色箭头）。内部是均匀浆液性的液体信号（T_2WI 高信号，T_1WI 低信号）。T_1WI 高信号的肠管（蓝色箭头）、膀胱（红色箭头）等周围脏器没有连续，从位置关系观察，首先考虑肠系膜囊肿。

基本上用 T_2WI 就能检测出囊肿性病变。使用 T_1WI 冠状位更利于掌握囊肿与肠管的位置关系。

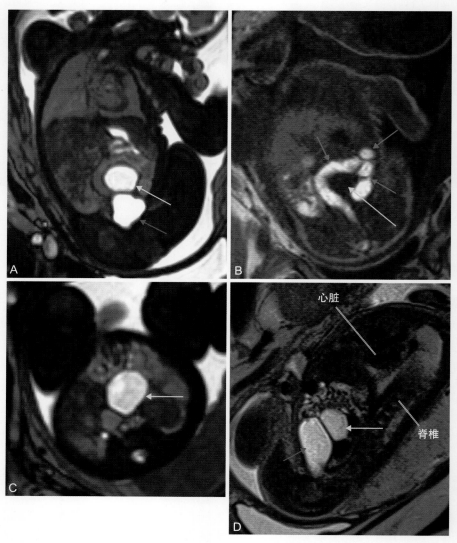

图 2-5-22　MRI（妊娠 32 周）

A. Balanced SSFP 冠状位像；B. T_1WI 冠状位像；C. T_2WI 横断位像；D. T_2WI 矢状位像

■ 相关项目

< 鉴别诊断 >

卵巢囊肿（ovarian cyst）也有同样的 MRI 表现，因此很难鉴别，但卵巢囊肿常在妊娠晚期被发现。

8. 先天性胆道扩张症

■ 发病机制

包括胆总管在内的肝外胆管局部扩张（包括伴有肝内胆管扩张的病例）被定义为胰、胆管合流异常症[35]。产前诊断为户谷分类（图 2-5-23）Ⅰ型（胆总管呈梭状扩张），占胎儿病例的 80% ～ 90%。关于发生机制有各种各样的说法，Todani 等认为由于胆管合流异常，胰液向胆道逆流，从而损害胆管壁[36]。

妊娠 15 周以后经超声检查发现，该症在胎儿期没有特别的影响。出生后需要对胆道系统进行全面评估，减压术对于预防肝损伤很重要。此外，女婴比例多，多见于亚洲人群。

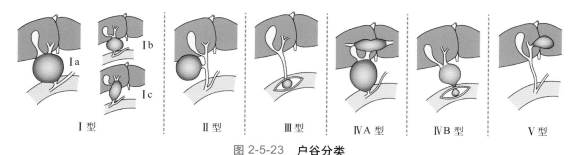

图 2-5-23　户谷分类

引自：日本野·J管合流異常研究会診断基準検討委員会：先天性胆直拡張室の診断基準 2015，胆道 10：870-873，2015

■ 病例介绍

【超声】图 2-5-24（与病例 1、病例 2 为不同的病例）。

◆ 病例 1

【MRI】妊娠 16 周（图 2-5-25），在肝门部、右肾、下腔静脉、主动脉腹侧发现 13mm × 9mm 的单房囊性肿块（黄色箭头），内部可见均匀 T_2WI 高信号、T_1WI 低信号的液体信号，未发现实性成分和出血。病变位于右上腹部，从解剖部位观察，首先考虑先天性胆道扩张症（胆管囊肿）。红色箭头示扩张的胆囊，蓝色箭头示胎儿胃泡。

出生后，手术中诊断为户谷分类 Ⅰa 型。

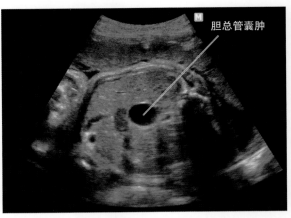

图 2-5-24　**超声图像**

腹部横断位像，囊肿似乎在肝脏中

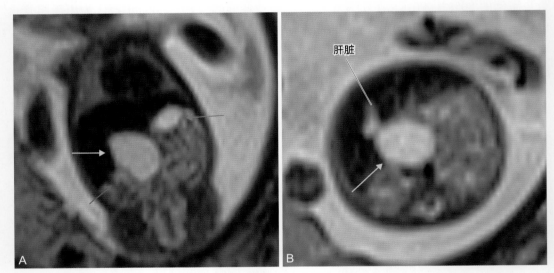

图 2-5-25　MRI（妊娠 16 周）

病例 1，T_2WI。A. 冠状位像；B. 横断位像

◆ **病例 2**

【MRI】妊娠 20 周（图 2-5-26）。在肝脏下至右肾脏上缘。胃（紫色箭头），胆囊（白色箭头）。肿块位于肾脏前方，可见具有约 5mm 的边界清晰的 T_2WI 高信号，T_1WI 低信号的囊性肿块（绿色箭头）。发现左右肝内胆管扩张（图 2-5-26D）。怀疑为胆总管囊肿或肠系膜囊肿。

出生约 1 个月后，被临床诊断为胆道闭锁，并在术中证实为胆道闭锁。

胆总管呈 T_2WI 高信号，右上腹发现囊性病变，与胆管相邻的情况可高度怀疑为该种疾病。

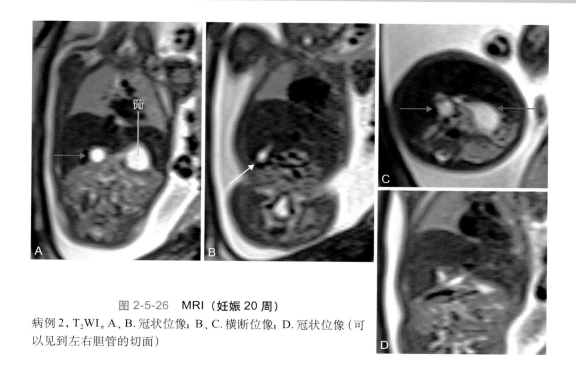

图 2-5-26　MRI（妊娠 20 周）

病例 2，T_2WI。A、B.冠状位像；B、C.横断位像；D.冠状位像（可以见到左右胆管的切面）

9. 肾上腺出血

发病机制

胎儿的肾上腺与成人相比，对各种应激敏感性高，容易发生出血。压力的原因有低氧症、伴随胎儿生长的舒张期血流量增加、外伤、败血症、出血性诱因等。由于右肾上腺静脉直接回流到下腔静脉，左肾上腺静脉回流到左肾静脉，因此右肾上腺静脉与左肾上腺静脉相比静脉压高，容易发生出血。

病例介绍

【超声】图 2-5-27。

【MRI】与图 2-5-27 为不同的病例。妊娠 34 周的超声图像可显示右肾上部的囊性病变。妊娠 38 周（图 2-5-28），在右肾上缘观察到 23mm × 18mm × 23mm 的囊性结构（黄色箭头）。内部为 T_2WI 高信号、T_1WI 低信号的液面形成（红色箭头），被认为是伴发出血的囊性结构。随着孕周增加，囊性结构的体积并没有增大。没有发现与肾脏相同的信号，虽然不能完全诊断是肾上腺出血还是神经母细胞瘤，但至少 MRI 没有监测到肿块内存在实性成分。

超声和 MRI 图像表现也随着出血时期的变化而变化。基本在 T_1WI 上呈高信号，在 T_2WI 上呈中等到低信号。

在怀疑有出血性病变时，T_1WI 或 T_2^*WI 图像有助于识别出血灶。在 DWI 图像中，根据出血时期可以发现异常信号，ADC 值往往较低（蓝色箭头）。

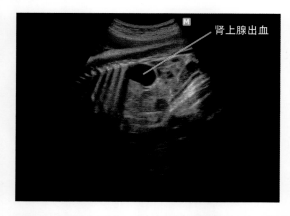

图 2-5-27　**超声图像**
一侧肾脏上缘有囊肿，对侧未
发现

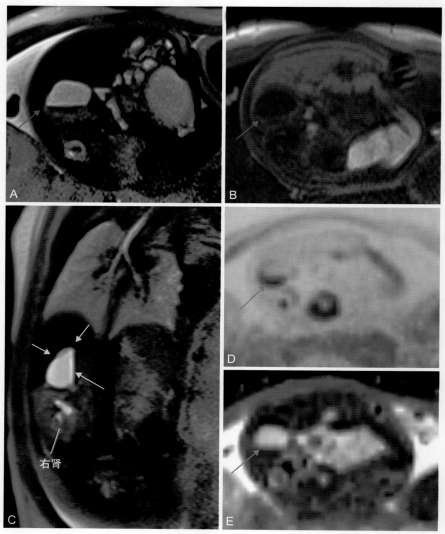

图 2-5-28　MRI（妊娠 38 周）
与图 2-5-27 为不同病例。A. T_2WI 横断位像；B. T_1WI 横断位像；C. T_2WI 冠状位像；D. DWI 横断位像；
E. ADC 值图像

■ 相关项目

< 鉴别诊断 >

● 肾上腺神经母细胞瘤：可随着孕周的变化而变化，彩色多普勒超声可观察肿瘤内有无血流信号，可以与血肿进行鉴别。

● 肾肿瘤：在胎儿期，往往很难判断肿瘤是来源于肾脏还是肾上腺。与超声图像相比，MRI 具有较高的组织分辨率，可对肾脏肿块进行辅助诊断。

第六节　泌尿生殖系统

1. 肾积水

（1）肾盂输尿管移行部梗阻

■ 发病机制

胎儿肾积水一般通过测量肾盂前后径线进行诊断，通常较简便。Arger 等指出[37]，依据肾盂前后径 10mm 以上或肾盂前后径 / 肾前后径比达 0.5 以上可诊断为肾积水。肾盂输尿管移行部（ureteropelvic junction，UPJ）梗阻是新生儿期肾积水最常见的原因。对于 UPJ 梗阻或闭塞的病例，临床症状是由梗阻发生的时间决定的，如果其发生在妊娠 10 周以前，就会引起严重的肾发育不良。一般认为，UPJ 梗阻或闭塞发生在妊娠中期（14 ～ 27 周）会出现不同程度的肾功能不全，而发生在妊娠晚期，则不会造成肾功能不全。

多为单侧性；若双侧性或对侧肾肾积水伴有多囊性，则预后较差。

■ 病例介绍

【超声】图 2-6-1。

【MRI】与图 2-6-1 为不同的病例。本病例妊娠 23 周的超声图像显示左侧肾盂、输尿管扩张。诊断为肾积水，左肾周围有无回声区，怀疑有腹水。妊娠 26 周（图 2-6-2A ～ C），胃下缘发现 T_2WI 高信号、T_1WI 低信号的单房性囊肿，左肾实质向中间挤压，腹部中间区域也发现另外一个囊性块（黄色箭头）。从形态上考虑是左肾囊肿（*）和扩张的左肾盂（黄色箭头）。可见左肾实质有压迫，与右肾相比没有信号异常，下尿路没有扩张，考虑为 UPJ 狭窄引起的左肾积水。妊娠 35 周（图 2-6-2D ～ F），随着胎儿的成长，左肾盂的扩张和形态更加明显。肾囊肿缩小（*），左肾的尺寸增大，但在肾实质中可见许多 T_2WI 高信号的小囊肿结构（红色虚线圈）。尿路闭锁伴随囊性肾发育不良，考虑左肾实质损害。由于尿路闭锁，上尿路的压力增加，形成囊肿，导致正常的肾皮质不能发育，引起肾脏功能不全。本病例在出生 1 个月后进行了核医学检查，确认为左肾功能明显降低，右肾功能正常。

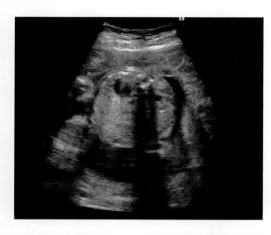

图 2-6-1　超声图像
腹部横断位像。一侧肾盂扩张，肾盏
和肾盂之间有间隔

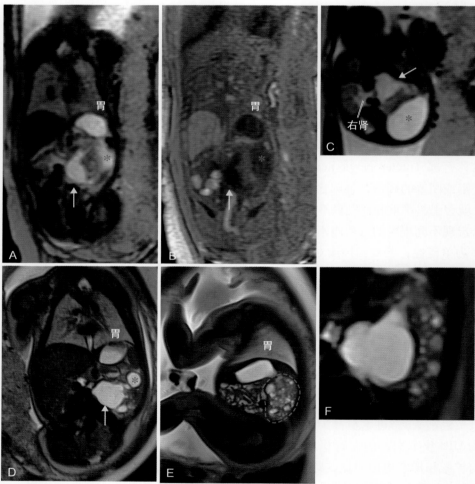

图 2-6-2　MRI（A～C. 妊娠 26 周；D～F. 妊娠 35 周）

与图 2-6-1 为不同病例。A. T₂WI 冠状位像；B. T₁WI 冠状位像；C：T₂WI 横断位像；D. T₂WI 冠状位像；E. T₁WI 矢状位像；F. T₂WI 左肾肾盂扩张

在评估患有梗阻性尿路疾病的胎儿时，胎儿 MRI 是评估梗阻性尿路疾病严重程度和梗阻机制的有效辅助手段。特别是 MRI 在诊断肾发育不良及皮质下囊肿方面具有很高的灵敏度。

■ 相关项目

为了区分由 UPJ 梗阻引起的肾积水和其他原因引起的阻塞性泌尿系统疾病，通过观察肾盂扩张、输尿管扩张、巨大膀胱（图 2-6-3）、输尿管瘤、后尿道扩张等表现，对确诊下部阻塞性泌尿系统疾病是非常必要的。此外，肾积水是单侧性或者双侧性，鉴别诊断也不同（表 2-6-1）。

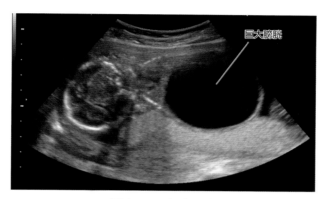

图 2-6-3　超声图像

巨大膀胱病例（与图 2-6-1，图 2-6-2 为不同的病例）。腹部可见巨大的囊肿。左右各发现 1 个囊肿

表 2-6-1　双侧、单侧肾积水的鉴别诊断

A. 双侧肾积水的鉴别诊断
(1) 上尿路梗阻：双侧 UPJ 梗阻，双侧输尿管膀胱移行部梗阻
(2) 下尿路梗阻：后尿道瓣膜、尿道闭锁、梗阻性输尿管瘤
(3) 膀胱输尿管反流，Prune-Belly 综合征，巨膀胱 - 巨输尿管综合征
B. 单侧肾积水的鉴别诊断
(1) UPJ 梗阻，输尿管移行部狭窄
(2) 多囊性肾发育不良，巨输尿管（无梗阻或反流），重复肾

（2）双侧肾积水，膀胱出口梗阻

■ 发病机制

在双侧性肾积水的情况下，与两侧的上尿路梗阻相比，下尿路梗阻（后尿道瓣膜）更严重。尿路梗阻和膀胱输尿管反流的鉴别诊断中，有必要慎重检查有无这些病症的表现。胎儿性别有助于缩小鉴别诊断范围。如果是双侧肾积水的男婴，强烈提示后尿道瓣膜；如果是女婴，则怀疑为尿道闭锁，泄殖腔存留或泌尿生殖窦畸形。

■ **病例介绍**

【超声】图 2-6-4。

◆ **病例 1**

【MRI】妊娠 31 周超声图像显示胎儿腹水，单脐动脉。MRI 检查示胎儿有大量腹水潴留（*），胸廓小，两肺发育不良（图 2-6-5A）。轻度扩张的膀胱（黄色箭头）背侧也可以见到囊性结构（红色箭头）。胎儿为女性，这种囊状结构被认为是阴道内的液体潴留（仔细观察红色箭头所示的病变，在其上方描绘出子宫体部和没有扩张的内膜）。诊断为双侧肾积水（图 2-6-5B）。形成这种症状的原因怀疑有膀胱出口部闭塞＋阴道闭锁，考虑是泄殖腔存留和尿道闭锁等泌尿生殖系统畸形。其他的合并症包括染色体异常、羊水过少等，因此需要进行胎儿全身的检查。对本病例进行出生后检查中确认右眼发育不良（图 2-6-5C，蓝色箭头）和单脐动脉。出生后经检查发现该病例具有泄殖腔存留（阴道闭锁＋尿道阴道瘘），双侧肾积水，被诊断为右眼先天性青光眼（Axenfeld-Rieger 综合征），双侧高度耳聋。

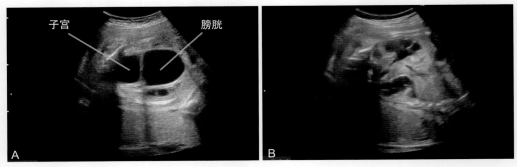

图 2-6-4　**超声图像**

A. 下腹部发现 2 个大的囊肿；B. 两侧肾盂、尿管扩张

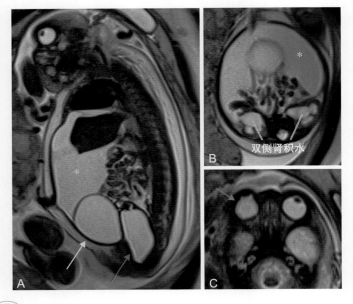

图 2-6-5　MRI（妊娠 31 周）

病例 1，T_2WI。A. 矢状位像；B. 横断位像；C. 横断位像

◆ **病例 2**

【MRI】妊娠 37 周（图 2-6-6）发现双侧肾积水。膀胱扩张，膨隆。胎儿为男性，考虑为后尿道瓣膜。

在 MRU 影像中，尿路被立体地描绘出来，更容易观察扩张呈蛇形的输尿管的连续性。与单侧性肾积水不同，双侧性的情况下存在更复杂的病理。大视野的 MRI 作为辅助诊断工具是有用的。

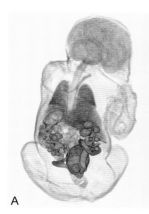
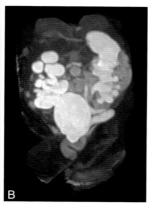
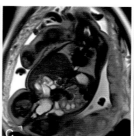
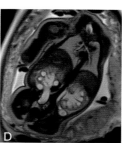

图 2-6-6　MRI（妊娠 37 周）

病例 2。A. 三维重建影像（从胎儿背面观）；B. 磁共振尿路造影 MR urography（MRU）；C. T$_2$WI 冠状位像（膀胱切面）；D. T$_2$WI 冠状位像（肾脏切面）。两侧输尿管的扩张在 T$_2$WI 断层图像中也很清晰，但要想用一张图像表现连续性，MRU 和三维重建图像更为出色

■ 相关项目

< 钥匙孔征 >（key hole sign）

后尿道瓣膜：钥匙孔征是表示膀胱颈部壁肥厚状态的超声影像表现[38]。对于发现双侧肾积水的男孩，应怀疑为后尿道瓣膜。

后尿道瓣膜是男孩下尿道梗阻的代表性疾病，由尿道前列腺部发生的膜样结构物（瓣膜）造成的各种程度的通过障碍。其原因是 Wolff 管向尿道的融合发生异常。在胎儿期有膀胱扩张和双侧肾积水情况，也有尿路破裂而在肾周围形成尿潴留的情况。

2. 输尿管扩张（巨输尿管症）

■ 发病机制

由梗阻性尿路疾病中的输尿管膀胱移行部闭塞引起。从肾盂到膀胱伴有蜿蜒扩张的输尿管，无先天性巨膀胱症。关于出生后的长期预后，有肾功能正常，也有随着成长自然治愈的病例。

■ 病例介绍

【超声】图 2-6-7。

【MRI】与图 2-6-7 为同一病例。超声图像显示胎儿右肾疑似多囊肾。妊娠 30 周（图 2-6-8）发现胎儿右肾盂扩张（红色箭头），而且右输尿管（黄色箭头）也呈连续蛇形扩张。膀胱收缩，未见扩张，考虑是膀胱输尿管移行部狭窄引起的梗阻性肾积水。T_2WI 对扩张输尿管的表现良好，在横轴位上很容易与多房囊性肿瘤混淆，但在冠状位等多个方位确认连续性后，可以明确诊断为扩张的输尿管。

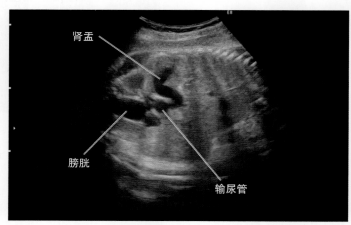

图 2-6-7　超声图像

在下腹部有蜿蜒的圆筒状肿块。从肾盂连续到膀胱

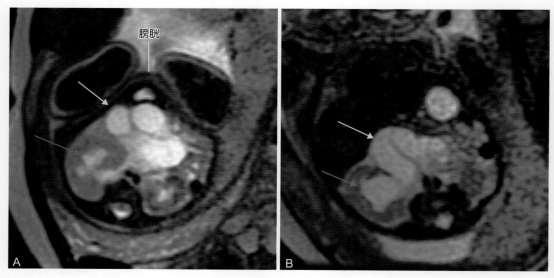

图 2-6-8　MRI（妊娠 30 周）

与图 2-6-7 为同一的病例，T_2WI。A. 横轴位像；B. 横断位像。扩张输尿管仅通过横断位观察，类似多房性囊性肿块

3. 泄殖腔存留

发病机制

泄殖腔是指胚胎早期阶段直肠、阴道、尿路的共通管腔。胚胎 4 ～ 6 周时，尿直肠中隔下降障碍，尿膜不从后肠分离，残留泄殖腔。泄殖腔存留是极其罕见的畸形。50%以上的病例发生通向公共管腔的入口部堵塞，并伴有阴道积水症。阴道积水症会导致膀胱出口部梗阻、肾积水、输尿管积水症，并大概率合并其他泌尿生殖道畸形。泄殖腔存留是单发性，复合发育畸形，不增加遗传复发风险。MRI 检查对确认诊断和描绘泄殖腔的结构很有用。

病例介绍

【超声】图 2-6-9。

【MRI】与图 2-6-9 为不同病例。超声影像怀疑腹腔内出血。妊娠 32 周（图 2-6-10A ～ C）发现双侧肾积水。盆腔内可见 3 个囊性结构。腹侧正中为膀胱（黄色箭头），其余 2 个囊腔（红色箭头）经多方位观察可考虑为双角子宫、阴道积水症（图 2-6-10C）。矢状位影像学表现显示，阴道与不扩张的子宫体部相连（图 2-6-10B），肾积水的原因为阴道积水导致输尿管压迫。直肠难以鉴定，未发现扩张。有少量腹水潴留。肺信号缺乏增高，提示肺发育不良（图 2-6-10A）。出生后诊断为双角子宫、阴道积水、泄殖腔存留。出生后 MRI 检查（图 2-6-10D、E）明确显示泄殖腔存留。和胎儿 MRI 一样，在盆腔内可见由膀胱和阴道积水引起的囊状结构(红色箭头)。外侧可见扩张的输尿管（白色箭头）。鉴定出左右囊腔之间没有扩张的直肠（白色箭头）。

由于尿路和液体潴留腔在 T_2WI 下呈高信号，因此在 T_2WI 下的多方位成像很有用，如果进行三维重建，则可以通过重组图像获得更详细的信息。

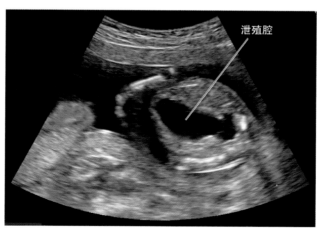

图 2-6-9 超声图像

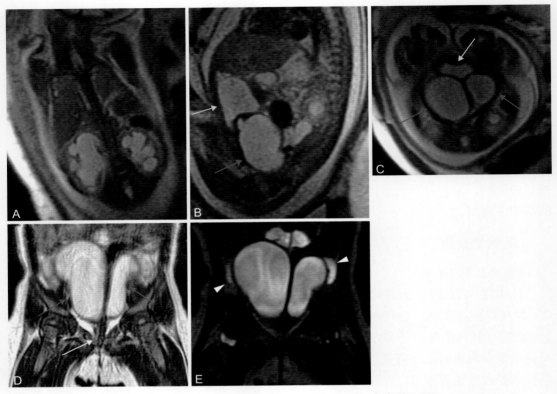

图 2-6-10　MRI（A ～ C. 妊娠 32 周；D、E. 出生后 1 周）

与图 2-6-9 为不同病例，T_2WI。A. 冠状位像；B. 矢状位像；C. 横断位像；D. 冠状位像；E. 冠状位像

4. 多囊性肾发育不良

■ 发病机制

　　多囊性肾发育不良（multi cystic dysplastic kidney，MCDK）是伴有输尿管梗阻的发育畸形。其原因除了输尿管芽和后肾间叶组织相互作用异常、尿路梗阻外，还考虑致畸因子和基因异常等各种因素，但明显的囊肿形成机制不清楚。肾周边存在许多大小不均的囊肿，囊肿之间只有少量畸形组织存在，基本上是无功能肾。没有形成正常的肾盂，输尿管也未被发现或闭塞。通常是单侧，但也可为双侧，此时会出现 Potter 综合征，是致命性的（参见"7. Potter 综合征"）。双侧 MCDK 羊水过少，早期发生在妊娠 1 ～ 2 周。MCDK 的大小和形状在妊娠过程中变化较大。囊肿尺寸缩小或增大。妊娠早期肾盂输尿管移行部（UPJ）梗阻，中期可进展为 MCDK（参见本章第六节 1. 中的"肾盂输尿管移行部梗阻"）。对于单侧性 MCDK，有时会发现对侧肾异常或肾以外的内脏器官畸形，预后取决于其他并发症。

■ **病例介绍**

【超声】参见图 2-6-11。

【MRI】与图 2-6-11 为不同病例。妊娠 36 周（图 2-6-12）胎儿左肾肿大，肾盂肾盏（黄色箭头）扩张，处于肾积水状态。左输尿管下部几乎见不到扩张，提示 UPJ 狭窄。右肾发育不良，在肾边缘发现大小不一的囊性病变（红色箭头）。膀胱可见，未发现明显异常。右肾被诊断为多囊性肾发育不全，左肾被诊断为肾积水、输尿管梗阻。

出生后进行肾图核素扫描。右肾为无功能肾，左肾可见肾后性排泄延迟。

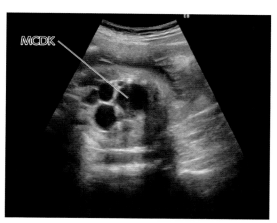

图 2-6-11　**超声图像**

肾纵向扫查，可见多房性囊肿

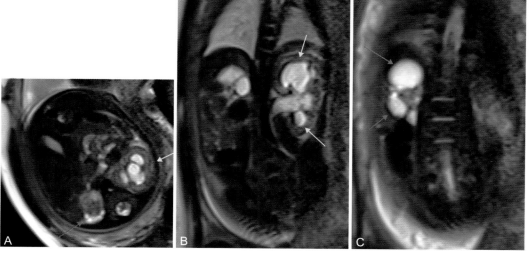

图 2-6-12　MRI（妊娠 36 周）

与图 2-6-11 为不同病例。A. T$_2$WI 横断位像（可见双肾切面）；B. T$_2$WI 冠状位像（可见左肾盂输尿管切面）；C. T$_2$WI 冠状位像（可见整个右肾切面），两侧肾脏均有囊状结构，左侧为扩张的肾盏，右侧为多囊性肾发育不全。注意存在囊状结构的位置差异

■ 相关项目

< 鉴别诊断 >

● 常染色体显性多囊肾（ADPKD）：MCDK 中囊肿位于周边，而 ADPKD 无论在哪都有可能发生。

● 常染色体隐性多囊肾（ARPKD）：与 MCDK 相比肾脏非常大，回声亮度高，未见明显囊肿。

5. 多囊肾

■ 发病机制

多囊肾是双侧肾脏弥漫性损害的遗传性疾病。除囊肿之外，没有其他肾发育异常。该病有常染色体隐性和常染色体显性两种遗传形式。常染色体隐性多囊肾（autosomal recessive polycystic kidney disease，ARPKD）的两侧肾有集合管来源的小囊肿和扩张的集合管，呈放射状排列，两肾肿大。第 6 号染色体长臂的 PKHD1 基因突变是病因。在胎儿期被诊断出的情况下，由于羊水过少引起的肺发育不良，几乎都是死胎或新生儿死亡。父母需要接受遗传辅导。

常染色体显性多囊肾（autosomal dominant polycystic kidney disease，ADPKD）由肾单位产生囊肿，最终肾实质基本消失，肿大的肾可见无数大小不一囊肿。大部分病例由第 16 号染色体短臂的 *PKD1* 基因突变所致，约 10% 由第 4 号染色体长臂的 *PKD2* 基因突变所致。

典型的发病年龄为 30 ～ 50 岁，很少在产前诊断时被发现。无论哪种情况，伴有严重羊水过少的胎儿都很可能在围生期死亡。

■ 病例介绍

【超声】参见图 2-6-13。

【MRI】与图 2-6-13 为不同病例。羊水几乎没有发现（图 2-6-14）。两侧肾实质（图 2-6-14A，黄色箭头）在 T_2WI 上呈高信号并肿大，为双侧多囊肾，首先诊断为 ARP-KD。膀胱鉴定困难（图 2-6-14B）。

胎儿期发现的基本为 ARPKD。两侧肾肿大，在超声图像中呈高回声，在 MRI T_2WI 中呈高信号。在羊水过少和无羊水的情况下，超声图像质量不良，观察胎儿困难，因此在诊断肾脏异常时 MRI 是有用的。MRI 表现为 T_2WI 两侧对称性肿大的肾呈高信号，有时也能确认肾实质上小的囊性结构。

有皮质，显示低信号。膀胱小，未见积液。发现羊水过多。胸廓相对于腹部较小，由于肺发育不良，肺呈低信号。

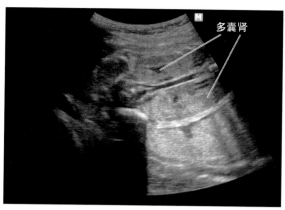

图 2-6-13　**超声图像**

左右肾肿大，两侧均可见实性肿块

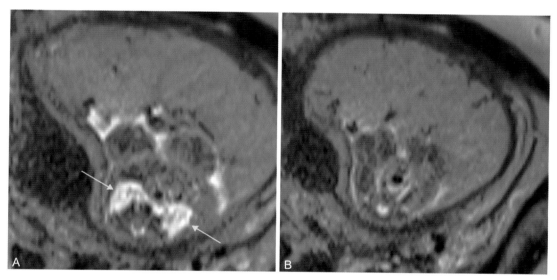

图 2-6-14　MRI（妊娠 18 周）

与图 2-6-13 为不同病例，T$_2$WI。A. 横断位像（可见肾切面）；B. 骨盆底部横断位像，胎儿周围几乎没有显示 T$_2$WI 高信号的羊水

■ 相关项目

作为与肾肿相关，发现肾脏回声增加时的鉴别诊断，Chaumoitre[39] 等认为有 ADPKD、ARPKD、Bardet-Biedl 综合征、Meckel-Grüber 综合征、 Ivemark 综合征、Jarcho-Levin 综合征等。产前诊断的关键是存在其他畸形时提示存在某些综合征，无其他畸形时鉴别诊断的主体为 ARPKD 和 ADPKD。肾囊肿被确认为包括结节性硬化症在内的其他单一遗传病的部分特征表现。

6.肾不发育

■ 发病机制

肾不发育是在胚胎 4 ～ 6 周发生的发育畸形。单侧性肾不发育时，残留的肾脏代偿性肥大会在出生前产生，双肾未发育时会出现 Potter 综合征。单侧肾不发育的大部分病例在临床上无症状。本病经常合并生殖器畸形。

在妊娠 17 周以前，羊水量几乎不受肾脏发育的影响，因此即使没有肾脏发育，也未必能发现羊水过少，本病诊断困难。

对于肾不发育的频率，双胎妊娠高于单胎。单侧发生预后良好，但双侧发生则预后不良，也考虑行人工流产。在单侧肾不发育的情况下，多为无症状性，但存在蛋白尿、高血压、肾功能障碍的风险较高。

■ 病例介绍

【MRI】在超声图像中，该胎儿存在心脏左偏位、心脏畸形。怀疑左肾缺损。MRI检查发现右肾（黄色箭头），但无法鉴定左肾（图 2-6-15）。右肾可见代偿性肥大。膀胱内可见尿潴留。

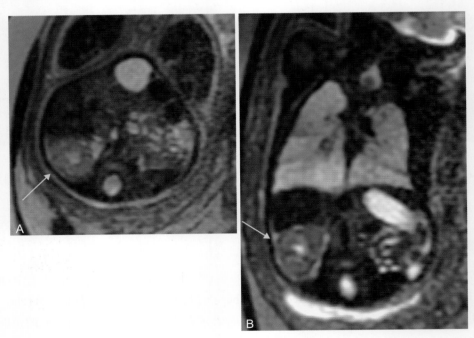

图 2-6-15　MRI（妊娠 37 周）

T_2WI（肾脏水平）。A. 横断位像；B. 冠状位像

7. Potter 综合征

■ 发病机制

Potter 综合征（Potter sequence）是由于双肾缺如和发育不良引起羊水过少，肺发育不全和四肢畸形的综合征。该综合征表现为严重羊水过少及特有老年面容（眼距增宽，眼周皮肤皱褶，鼻子和耳朵扁平），肺发育不全，四肢畸形，合并死胎及胎儿发育不全，出生后不久胎儿因呼吸衰竭死亡。除了两侧肾缺如外，胎儿还表现为双侧重度先天性肾积水或多发性肾囊肿，多囊肾畸形，肾小管发育不全等。因为羊水少，所以用超声很难检查清楚。MRI 可以明确是否有肾脏，是否有其他结构畸形，并能有效评估肺发育不全。

两侧肾缺如，妊娠 16 周左右出现明显严重羊水过少。

■ 病例介绍

【超声】图像显示严重羊水过少（图 2-6-16）。

【MRI】与图 2-6-16 为同一病例。严重羊水过少（图 2-6-17）。在多个方位进行了检查，两侧肾脏无法辨认，认为是肾高度发育不良或肾缺如。膀胱也很难辨认。

■ 相关项目

需与破水引起的羊水过少相鉴别，这种情况下胸廓正常，多数膀胱内有尿液存在。

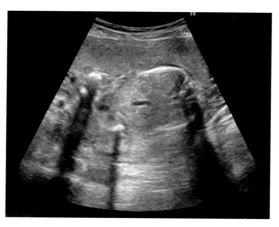

图 2-6-16　**超声图像**
从头部到腹部的横断位像。完全没有发现羊水，下腹部未显示膀胱

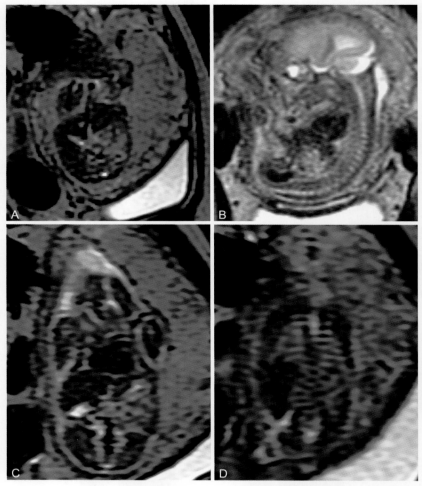

图 2-6-17　MRI（妊娠 21 周）

与图 2-6-16 为同一病例，T_2WI。A. 上腹部横断位像；B. 矢状位像；C、D. 冠状位像

8. 卵巢囊肿

■ 发病机制

卵巢囊肿是卵泡发生的良性囊肿性病变。一般认为是胎儿的促性腺激素、母体的雌激素、胎盘的绒毛膜促性腺激素刺激卵巢所致。在糖尿病和妊娠高血压肾病等血清绒毛膜促性腺激素水平过剩状态的母体中，胎儿患卵巢囊肿的频率增加。卵巢囊肿多为单侧性，妊娠中多为自然消失或几乎无变化，在囊肿较大的情况下，卵巢囊肿会引起卵巢蒂扭转，变为增大的出血性囊肿，单纯性的卵巢囊肿多在新生儿期自然消失，未见相关先天异常报道，妊娠晚期前发现较少。

常规诊断仅利用超声检查就足够，但诊断困难时 MRI 检查可用于辅助诊断。

■ **病例介绍**

【超声】图 2-6-18。

【MRI】与图 2-6-18 为不同病例。妊娠 37 周的超声检查疑似卵巢囊肿。妊娠 38 周（图 2-6-19），肝下部、右肾腹侧可见 5.6cm×3.8cm×4.7cm 的单房性囊胞性病变（黄色箭头）。内部显示 T_1WI 低信号、T_2WI 高信号的均匀浆液性信号。两肾和膀胱（红色箭头）未见异常。另外还可见胆囊和胆总管（蓝色箭头）。本病例为女性，首先考虑右卵巢囊肿。

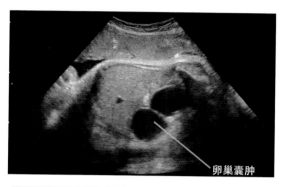

图 2-6-18　**超声图像**
下腹部膀胱以外可见囊肿

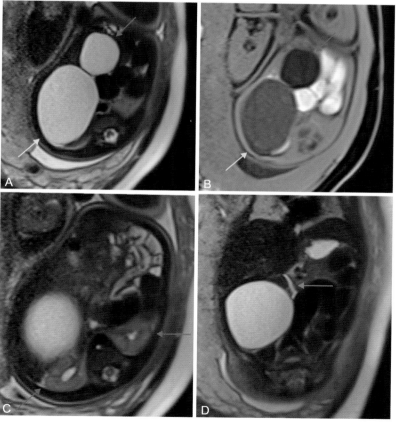

图 2-6-19　MRI（妊娠 38 周）
与图 2-6-18 为不同病例。A. T_2WI 病变部横断位像；B. T_1WI 病变部横断位像；C. T_2WI 肾脏横断位像；D. T_2WI 冠状位像

出生后 4 个月，该患儿囊肿自然消失。

囊肿内疑似液面形成和出血的表现。发现大小随时间变化时，提示合并蒂扭转（图 2-6-20）。因此，除了用 T_2WI 检查囊肿性病变外，为了确认有无出血，还需进行 T_1WI 检查。

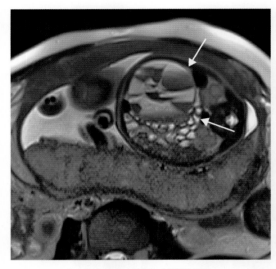

图 2-6-20　MRI（妊娠 35）

参考病例。卵巢囊肿，在超声随访过程中增大。T_2WI 显示腹腔内有多房囊性病变，可见大量液面形成（白色箭头）。可能是扭转合并出血

■ 相关项目

鉴别疾病包括尿膜管囊肿、肠系膜囊肿、肠管重复畸形等。通过确认正常的两侧肾脏和膀胱来区别肾囊肿和泌尿系来源的病变。

9. 尿道下裂

■ 发病机制

妊娠 12 周开始出现尿道壁不完全愈合，沿着阴茎观察发现尿道异常开口。异常开口在龟头、阴茎体、阴茎根附近。偶尔尿道口会沿着阴囊中缝延伸。由于阴茎小且向尾侧弯曲，严重尿道下裂在外观上与女性器官有相似的情况。

轻度尿道下裂也有无症状的情况。

■ 病例介绍

【超声】图 2-6-21A。

【MRI】与图 2-6-21 为不同病例。妊娠 37 周（图 2-6-22）可见类似阴囊、阴茎的结

构（箭头），尺寸较小，虽然无法发现尿道下裂本身的表现，但作为小阴茎的病因，可以考虑尿道下裂。

■ **相关项目**

< 阴茎短小 >（图 2-6-21B）

由外生殖器发育时，雄激素刺激不足引起。原因通常是原发性性腺发育不全或下丘脑垂体功能不全。

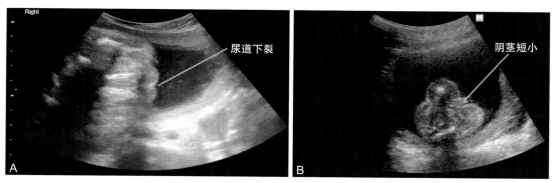

图 2-6-21　**超声图像**

A. 男性的外生殖器。外生殖器有龟裂，乍一看像女性型。B. 阴茎短小病例（与图 A 为不同病例）。乍一看被认为女性外生殖器

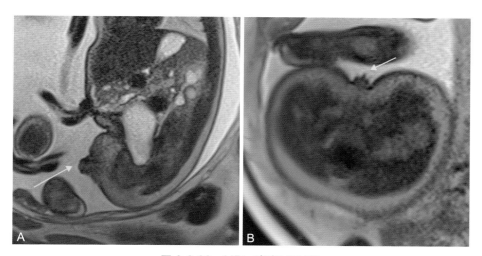

图 2-6-22　MRI（妊娠 37 周）

与图 2-6-21 为不同病例，T₂WI。A. 矢状位像（注意阴茎的角度比平时下降了）；B. 横断位像

第七节　四　　肢

四肢短小症

■ 发病机制

　　四肢短小症是表现为肢体短小和肺发育不全的疾病，如软骨发育不全、成骨不全、致死性骨发育不良症、低磷酸血症和窒息性胸廓发育不良症等。根据 MRI 影像表现很难确定疾病名称。除了肢体短小、弯曲和手指弯曲外，MRI 检查通常很难对骨骼进行详细评估。在四肢检查中，实时观察的超声检查比 MRI 检查更容易，并且有助于诊断。在妊娠 20 ～ 24 周时，大多数骨疾病在超声检查中都很明确。近年来，有报道称产前三维 CT 可实现更准确的产前诊断。在骨系统疾病中，即使是同一种疾病也存在表型差异，预后也存在很大差异。因此，从产前到产后的预后很难统一评估。

■ 病例介绍

◆ 病例 1（软骨发育不全）

【MRI】四肢的异常很难发现（图 2-7-1A、B）。肺信号升高良好，无发育不全。

【X 线】出生当天可见头骨较大，面骨发育不全，颅底缩短，提示枕骨大孔狭窄。肋骨稍短，肋骨的前端扩大。椎体整体很小，尤其是腰椎，呈子弹形。可见髂骨翼发育不全、坐骨切迹短小和水平髋臼。长骨粗而短，观察到干骺端呈杯状。四肢短骨均短而粗。上述表现为典型的软骨发育不全表现（图 2-7-1C）。

◆ 病例 2（成骨不全）

【超声】图 2-7-2。

【MRI】妊娠 31 周（图 2-7-3A、B），可见双侧股骨骨折，股骨长度缩短（黄色圆圈）。T_2WI 显示肺部高信号，但胸腔比躯干小，向内凸起，有变形（红色箭头）。怀疑肺发育不全。

【三维 CT】MRI 后第 2 天扫描的三维 CT（图 2-7-3C、D），显示两侧股骨和肋骨多发骨折，变形明显（蓝色箭头）。

■ 相关项目

< 软骨发育不全 >（图 2-7-2）

　　该病是四肢短缩型骨系统疾病中发病率最高的疾病，患儿预后良好[40]。如果产前未注意到，四肢长骨的缩短可能在出生后不久就被忽视。致病基因是位于 4p16.3 的 FGFR3 基因。虽然该病是以常染色体显性方式遗传，但约 80% 为散发病例。受累个体的后代有 50% 的概率会受累，表型外显率为 100%。妊娠 22 周后超声检查显示胎儿长骨明显缩短。

<成骨不全>（图 2-7-3）

成骨不全是由于骨密度降低导致易骨折性和伴随而来的四肢骨变形的疾病。根据临床症状，使用了分为 4 种类型的 Sillence 分类。该分类分为出生时多处骨折的重度型（Sillence 分类 Ⅱ、Ⅲ 型）和主要在出生后出现症状的轻度型（Sillence 分类 Ⅰ、Ⅳ 型）。关于致病基因和病理形成的研究仍在进行中。在产前诊断中，如在妊娠 22 周后胎内观察到多处骨折表现，则为 Ⅱ、Ⅲ 型的可能性较高。

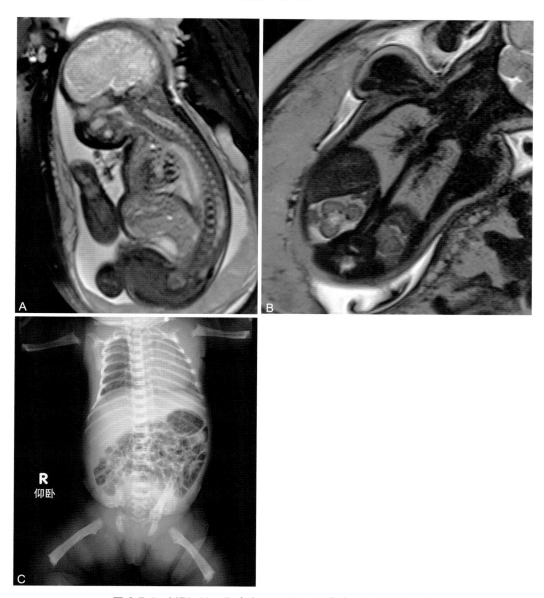

图 2-7-1　MRI（A、B. 妊娠 33 周），X 线片（C. 出生当天）

病例 1。A、B. MRI（A. True FISP，脊椎层面的矢状位像；B. T$_2$WI，胸部冠状位像）；C. X 线片图像

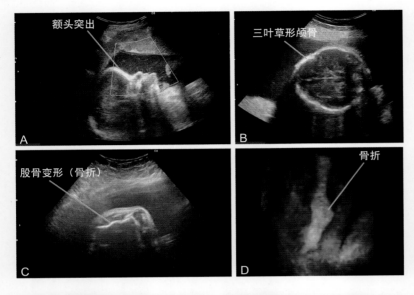

图 2-7-2　超声图像
图 B ～ D 为同一病例（病例 2）。A. 观察胎儿侧面，可以见到额头突出。B. 头部横断位像。前后径短。它的形状像三叶草。C. 观察到肋骨和股骨的变形。D. 股骨的立体图像显示变形

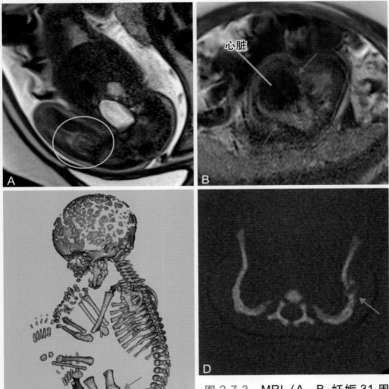

图 2-7-3　MRI（A、B. 妊娠 31 周）。三维 CT（C、D. 为图 A、B 的次日图像）
病例 2。A、B. T_2WI（A. 股骨骨折处冠状位像；B. 胸部横断位像）；C、D. 三维 CT[C. 重组图像，股骨骨折；D. 原始图像（横断位像），肋骨骨折]

主要参考文献

[1] 胎児期水頭症ガイドライン編集委員会 (編): 胎児期水頭症 - 診断と治療ガイドライン , 第 2 版 , 金芳堂。京都 , 2010

[2] prayer D et al:fetal MRI:techniques and protocols.pedia tr radiol, 34:685-693, 2004

[3] Utsunomiya II et al: Midline cystic malformations of the brain:imaging diagnosis and classification based on embryologic analysis.Radiat Med 24:471-481, 2006

[4] 大場洋 (編著): 小児神経の画像診断 - 脳脊値から頭頭部・骨軟骨部まで、学研メディカル秀潤社東京 : 19, 250, 2010

[5] Chatzipapas IK et al: The "Mickey Mouse"sign and the diagnosis of anencephaly in early pregnancy. Ultrasound Obstet Gynecol 13:196-199, 1999

[6] Simon EM et al:The middle interhemispheric variant of holoprosencephaly.AlNR Am I Neuroradiol 23:151-156, 2002

[7] Altman RP et al: Sacrococcygeal teratoma: American academy of pediatrics surgical section survey-1973. JPediatr Surg 9:389-399, 1974

[8] 国立研究開発法人日本医療研究開発機構 (AMED) 成育疾患克服等次世代育成基盤研究事業母子感染に対する母子保健体制構築と医療開発技術のための研究班 (平成 28 年度～ 30 年度): サイトメガT ロウイルス妊娠管理マュアル , 第二版 , 2018. http://cmvtoxo.umin.jp/doc/manual 20181022.pdf(最終確認日 :20213 月 12 日)

[9] 新見康成 : ガレン大静脈瘤とそのスペクトル , Nicbe Neuro-Angiology Conference, 2013. http:/nnac.umin.jp./nnac/di7huipuroguramu files/18.%20%E6%96%B0%E8%A6%8B.pdf (最終確認日 2021 年 3 月 12 日)

[10] Langer JC et al:Cervical cystic hygroma in the fetus:clinical spectrum and outcome.J Pediatr Surg 25:58-61, 1990

[11] Sadler TW(), 安田ほか (訳): ラングマン人体発生学 , 第 11 版 , メディカルサイエンスインターナショナル : 294, 297, 2016

[12] Kuwashima S et al: Low-intensity fetal lungs on MRI may suggest the diagnosis of pulmonary hypoplasia. Pediatr Radiol 31:669-672, 2001

[13] Osada H et al: Quantitative and qualitative evaluations of fetal lung with MR imaging. Radiology 231:887-892, 2004

[14] Balassy C et al: Assessment of lung development in isolated congenital diaphragmatic hernia using signal intensity ratios on fetal MR imaging. Eur Radiol 20:829-837, 2010

[15] Kitano Y et al: Re-evaluation of stomach position as a simple prognostic factor in fetal left congenital diaphragmatic hernia: a multicenter survey in Japan.Ultrasound Obstet Gynecol 37:277-282.2011

[16] 新生児先天性横隔膜ヘルニア研究グループ (編): 新生児先天性横隔膜ヘルニア (CDH) 診療ガイドライン , メジカルビュー社東京 , 2016

[17] 山南貞夫ほか : 新生児の横隔膜疾患小児科臨床 34:5-13, 1981

[18] Crombleholme TM et al: Cystic adenomatoid malformation volume ratio predicts outcome in prenatally diag nosed cysticadenomatoid malformation of the lung. J Pediatr Surg 37:331-338, 2002

[19] Adzick NS et al: Fetal cystic adenomatoid malformation: Prenatal diagnosis and natural history. J Pediatr Surg 20:483-488, 1985

[20] Kunisaki S M, Fauza D O, Nemes L P, et al. Bronchial atresia: the hidden pathology within a spectrum of prenatally diagnosed lung masses[J]. Journal of pediatric surgery, 41(1):61-65, 2006

[21] Langston C. New concepts in the pathology of congenital lung malformations[C]. Seminars in pediatric surgery. WB Saunders, 12(1): 17-37, 2003

[22] 大畠雅之ほか：先天性囊胞性腺腫様奇形腫を合併した乳児肺葉内肺分画症の 1 例日呼外会誌 18:68-72, 2004

[23] 左合治彦：胎児治療. 周産期医学 36:388-390, 2006

[24] 佐藤達夫ほか：日本人のからだ一解剖学的変異の考察, 東京大学出版会, 東京：773.776, 2000

[25] Gross RE: The Surgery of Infancy and Childhood.WB Saunders.Philadelphia: 76, 1953

[26] Kalache KD et al:The upper neck pouch sign:A prenatal sonographic marker for esophageal atresia. Ultrasound Obstet Gynecol 11:138-140, 1998

[27] Koberlein G et al:The "double bubble"sign.Abdom Radiol 41:334-335, 2016

[28] Dirkes K et al:The natural history of meconium peritonitis diagnosed in atero.J Pediatr Surg 30:979-982, 1995

[29] Suver D et al:Left-sided gastroschisis:higher incidence of extraintestinal congenital anomalies.Am J Surg 195:663-666, 2008

[30] Curry JI et al:The aetiology of gastroschisis.Br J Obstet Gynaecol 107:1339-1346, 2000

[31] Molik KA et al:Gastroschisis:a plea for risk categorization.J Pediatr Surg 36:51-55, 2001

[32] Brugger PC:MRI of the fetal abdomen.Fetal MRI.Prayer D(ed), Springer.New York: 378-386,2011

[33] Haberman S et al:Acute bowel perforation in a fetus with gastroschisis.Ultrasound Obstet Gynecol 15:542-544, 2000

[34] Durfee SM et al Postnatal outcome of fetuses with the prenatal diagnosis of gastroschisis.J Ultrasound 21:269-274, 2002

[35] 日本膵·胆管合流異常研究会診断基準検討委員会：先天性胆道拡張症の診断基準 2015. 胆道 29:870-873, 2015

[36] Todani T et al: Congenital bile duct cysts: Classification, operative procedures, and review of thirty-seven cases including cancer arising from choledochal cyst, Am J Surg 134: 263-269, 1977

[37] Arger PH et al:Routine fetal genitourinary tract screening.Radiology 156:485-489, 1985

[38] Bernardes LS et al:Keyhole sign:how specific is it for the diagnosis of posterior urethral valves?Ultrasound Obstet Gynecol 34:419-423, 2009

[39] Chaumoitre K et al:Differential diagnosis of fetal hyperechogenic cystic kidneys unrelated to renal tract anom-alies:a multicenter study.Ultrasound Obstet Gynecol 28:911-917, 2006

[40] 西村玄ほか (編): 骨系統疾患一出生前診断と周産期管理, メジカルビュー社, 東京, 2011

第 **3** 章

罕见疾病

1. 侧脑室单侧扩大（旁 Sylvius 裂综合征）

■ 发病机制

位于大脑外侧的 Sylvius 裂（大脑外侧裂）周边的结构或功能异常，导致语言障碍、吞咽困难，是癫痫发作、优势上肢痉挛性瘫痪、智能障碍和高级脑功能障碍并发的顽固性疾病[1]。由胎儿巨细胞病毒（CMV）感染引起的先天性脑回发育不良与已知的染色体异常、特定的基因异常等有关。

■ 病例介绍

【超声】图 3-0-1。

【MRI】与图 3-0-1 为不同病例。妊娠 36 周 T_2WI 横断位像（图 3-0-2A）显示，左侧脑室三角区以下角轻度扩大，观察到脑室扩大，怀疑胼胝体发育不全。妊娠 36 周时，Sylvius 裂变浅（图 3-0-2B）。出生后 6 个月的 MRI 图像（图 3-0-2C、D）显示双侧脑室主要为左侧扩大，观察到膝部和腰部胼胝体发育不良。在外侧裂周围观察到多小脑回和脑回肥大等脑部发育畸形，考虑为双侧大脑外侧裂综合征。

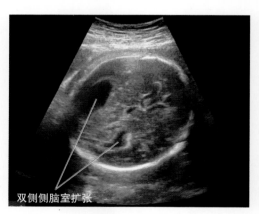

双侧侧脑室扩张

图 3-0-1　超声图像
左右脑室扩张存在差异

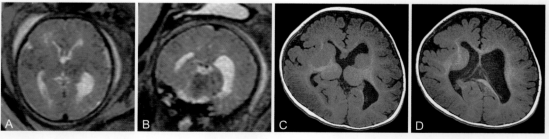

图 3-0-2　MRI（A、B. 妊娠 36 周；C、D. 出生后 6 个月）
与图 3-0-1 为不同病例。A、B. T_2WI（A. 横断位像；B. 冠状位像）；C、D. FLAIR 横断位像

■ **相关项目**

< 脑积水 >

并非所有的胎儿脑室扩大都是脑积水。如本病例所示，应与脑实质发育不全或萎缩性改变引起的脑脊液间隙被动扩大相鉴别。脑积水是指压力在过去或现在亢进的情况。

< 胎儿期正常 Sylvius 裂的变化 >（图 3-0-3）[2]

从妊娠 18 周左右开始，在 MRI 上可以观察到 Sylvius 裂。在妊娠 20 周时，仅显示出一条微弱的曲线，但在妊娠 25 周时，它会变成明显收缩的 Sylvius 裂。在妊娠 31 周时，清晰显示从外侧裂变为外侧沟。Sylvius 裂被认为是了解迁移状态的指标。横断位和冠状位的 T_2WI 图像可用于 Sylvius 裂的形态评价。

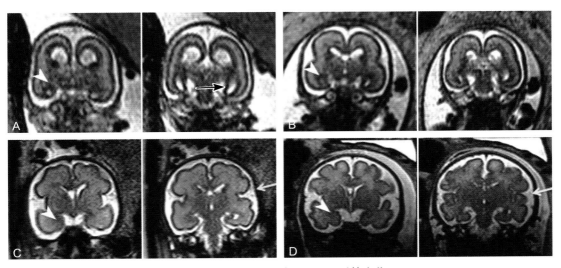

图 3-0-3　胎儿期正常 Sylvius 裂的变化

A. 妊娠 18 周；B. 妊娠 21 周；C. 妊娠 26 周；D. 妊娠 31 周。T_2 冠状位像。白色无尾箭头示海马裂，从妊娠 18 周开始就可以看到。黑色箭头示低信号的杏仁核（杏仁体）。黄色箭头示 Sylvius 裂
经允许引自：Prayer D et al: MRIof normal fetal brain development.Eur J Radiol57: 199-216, 2006

2. 眼球异常

（1）青光眼

■ **发病机制**

这是一种胚胎发育过程中，眼前房角发育异常，致使房水排出通道受阻，眼压明显上升，视神经受到损害的疾病。青光眼可分为 3 型：先天发育性青光眼（先天性青光眼）、原发性青光眼和伴随其他发育异常的发育性青光眼（继发性青光眼）。通常在婴儿出生前或婴幼儿出现并发症之前不会被发现。

发育性青光眼大多没有遗传性，原因不明，但有报道称 *CYP1B1* 基因发生了突变。

青光眼是小儿严重视觉障碍的原因之一，因此早期发现、早期治疗尤为重要。

病例介绍（本病例与第 2 章第六节 1. 中"（2）双侧脑积水，膀胱出口部梗阻"病例 1 为同一病例）

【MRI】在妊娠 31 周的超声图像中发现胎儿腹水和单脐动脉。MRI 检查提示右眼眼球扩大（图 3-0-4B）。此外怀疑膀胱出口梗阻＋阴道闭锁，可见尿潴留及尿道闭锁等泌尿生殖系统畸形（图 3-0-4A），以及单脐动脉。

出生后随访检查，诊断为尿生殖窦残留（阴道闭锁＋膀胱阴道瘘）、双侧肾积水、二叶式主动脉瓣、右眼先天性青光眼、双耳失聪。

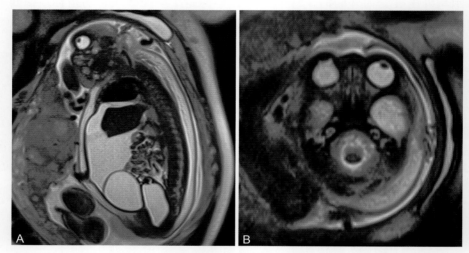

图 3-0-4　MRI（妊娠 31 周）

T₂WI。A. 矢状位像，可见大量腹水（阴道积水）；B. 横断位像，发现右眼球变形。因为眼球扫描容易出现伪影，所以需要多个方位进行扫描，本图像怀疑是异常

（2）永存玻璃体动脉

■ 发病机制

小眼畸形（microphthalmia）、无眼畸形（anophthalmia）、眼球缺损（Coloboma）称为 MAC。轻症时为眼球缺损，重症时为无眼畸形。小眼畸形可以单独发生，但多被看作伴有多发畸形综合征，与染色体异常和单基因病有关。

永存玻璃体动脉是玻璃体组织的先天性异常，本应被吸收。通常在出生后可见一侧白色瞳孔，伴有小眼球。在图像中，从晶状体后部到视神经盘可观察到索状结构（Cloquet 管）和其他异常（小眼畸形、视网膜脱离、晶状体突变）。Cloquet 管是玻璃体动脉的残余物，应在妊娠 7 ～ 8 周时被吸收，是一种特征性表现。70% ～ 90% 的病例只有单眼发病，没有遗传性，原因尚不清楚，也有伴全身性先天性异常的病例报道。应与视网膜母细胞瘤相鉴别。在视网膜母细胞瘤中，其特征是眼内可见伴随钙化的形成，可用 CT 对其进行鉴别。

■ **病例介绍**

【超声】枕大池扩大（图 3-0-5）。

【MRI】与图 3-0-5 为同一病例。在妊娠 26 周的 T_2WI 矢状位像（图 3-0-6A）中，胎儿颅后窝正中的囊性结构越过枕骨结节延伸到小脑半球（黄色箭头），被认为是蛛网膜囊肿。小脑蚓部形态未见异常，其他部位也未发现异常。妊娠 34 周（图 3-0-6B、C），颅后窝正中的囊性结构未发现变化。左眼球（红色箭头）比对侧小，T_2WI 中，眼球内可见低信号区，认为是永存玻璃体动脉和小眼畸形（图 3-0-6B），躯干部（图 3-0-6C）可见大肠聚集在左侧，小肠聚集在右侧，以及肠旋转异常的表现（蓝色箭头）。

超声图像中发现枕大池扩大，判断为多发畸形（小眼球症、肠旋转异常）的病例。在出生后的检查影像中，发现右手第 3、4 指并指和胼胝体发育不良。

■ **相关项目**

在鉴别诊断中，重要的是区分眼部异常是单发的，还是伴有其他合并症状，在胎儿期或新生儿期应进行全身检查。

关于颅后窝蛛网膜囊肿的发生和分类参见第 2 章第一节"5. Dandy-Walker 畸形和变异"。

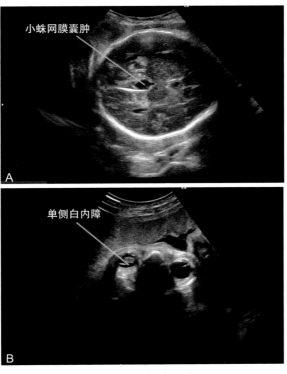

图 3-0-5　超声图像

A. 头部横断位像，可见正中央低回声信号；B. 与图 A 为同一病例，双侧眼球，其中一只眼球内存在高回声物质

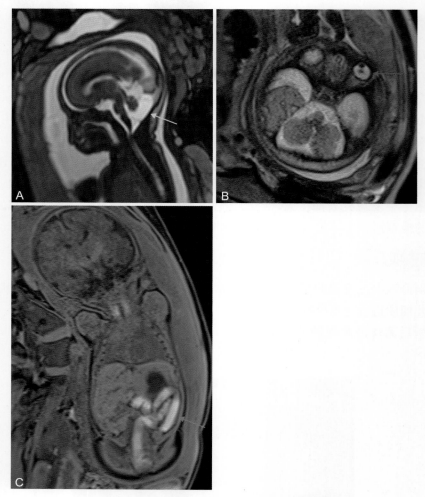

图 3-0-6 MRI（A.妊娠 26；B、C.妊娠 34 周）

与图 3-0-5 为同一病例。A. T_2WI 矢状位像；B. T_2WI 横断位像；C. T_1WI 冠状位像

3.上颌起源畸胎瘤

■ 发病机制

畸胎瘤发生在胎儿全身各个部位，在胎儿期头颈部畸胎瘤的发生率仅次于骶尾部。畸胎瘤被认为起源于 3 个胚层的肿瘤，没有遗传性，具有散发性，无复发风险。

畸胎瘤分为成熟畸胎瘤和不成熟畸胎瘤，两者的长期预后不同，但在胎儿生长过程中，肿瘤的大小和血流比组织学分级更为重要，因为胎儿期的死亡并非由肿瘤恶性变化所致，而是由胎儿水肿、心力衰竭或肿瘤破裂、出血等并发症引起。妊娠期间肿瘤有可能迅速增长。

在头部畸胎瘤的情况下，肿瘤会导致头部过度伸展，在因头部压迫且合并羊水过多的情况下会增加早产的风险。

　　至于分娩方法，可以在围生期考虑产时宫外治疗（exutero imtrapartum treatment，EXIT）方案，需要提前进行充分的气道评估。

病例介绍

【超声】图 3-0-7。

【MRI】与图 3-0-7 为同一病例，在妊娠 19 周时发现胎儿有肿瘤，诊断为先兆早产和疑似胎儿畸胎瘤。由于肿瘤引起吞咽困难，因此羊水过多。妊娠 23 周时进行了 MRI 检查，观察到从胎儿颜面向外突出的约 10cm×7cm×6cm 大小的混合性肿块（黄色箭头）（图 3-0-8A），内部信号不均匀，T_2WI 示高信号的囊性成分和低信号的软组织。T_1 化学位移成像显示存在脂肪成分（红色箭头）（图 3-0-8B），考虑为颈部畸胎瘤。在脂肪成分以外的实体部分也可以见到高信号的出血和高黏稠成分（蓝色箭头）（图 3-0-8C），肿块是从口腔内发展到颅底、鼻腔、左眼球内。左眼球（紫色箭头）向外受压变形（图 3-0-8D），气管被挤压变窄，并发现心脏增大和肝大，被认为是心力衰竭的表现。

　　头部畸胎瘤的典型影像学表现为实性和囊性混合性肿块，伴钙化，体积较大。彩色多普勒超声可以对肿块的血流情况进行评估，MRI 可以了解病变范围和气道受压情况，使用脂肪抑制方法成像可以检测肿块中是否含有脂肪成分，但通常只能使用化学位移法（如 DIXON 法等），不能使用反转恢复 T_1 序列（STIR 法等），脂肪抑制方法的选择很重要。影像学检查还可以对心力衰竭和胎儿水肿等症状（心脏增大、腹水、胸腔积液、皮肤增厚和心包积液）进行评估。

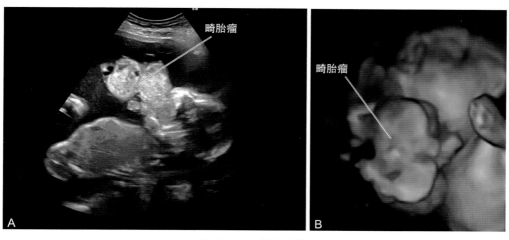

图 3-0-7　**超声图像**

A. 胎儿矢状位图像，可见胎儿颜面部突出的团状肿块；B. 与图 A 为同一病例，胎儿头部三维图像可见肿块从鼻及口腔向外突出

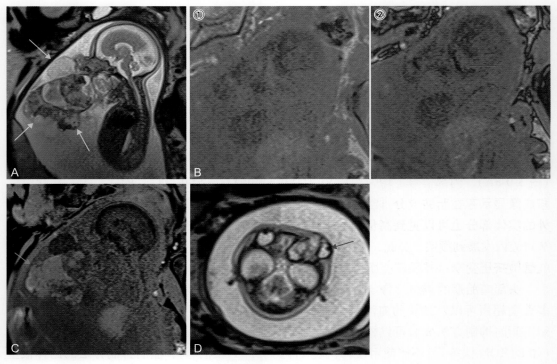

图 3-0-8　MRI（妊娠 23 周）

与图 3-0-7 为同一病例。A. T_2WI 矢状位像；B. T_1 压脂像（①同相位像；②反相位像）；C. 水像；D. T_2WI 横断位像（经过眼球层面）

■ 相关项目

< 鉴别诊断 >

● 囊性淋巴管瘤或血管畸形：侵犯鼻中隔的囊性肿块，向后或向外侧发展。
● 结节性甲状腺肿：甲状腺内部密度均匀，边界清晰。

4. 胎儿甲状腺肿

■ 发病机制

　　胎儿甲状腺肿可以发生在甲状腺功能亢进、低下、正常的任何一种情况下。甲状腺肿大多在新生儿期发病，胎儿期的甲状腺肿极其罕见。

　　Basedow 病 IgG 抗体经胎盘从母体向胎儿转移，引起胎儿甲状腺功能亢进，进而引起甲状腺肿。胎儿甲状腺仅在妊娠中期对母体 IgG 抗体有反应，因此在妊娠 20 ～ 24 周以前几乎不可能被诊断出甲状腺肿。此外引起甲状腺肿的已知原因还包括母体使用抗甲状腺药物、碘缺乏症、先天性甲状腺激素代谢紊乱等。

　　甲状腺肿引起颈部过度伸展，导致气管和食管被压迫，有时也会合并羊水过多。甲状腺肿的临床过程取决于甲状腺功能如何。

因为与羊水过多和胎儿水肿等相关，所以妊娠期间需要经常观察。另外，由于分娩时需要确保充分的呼吸道畅通，因此可以考虑 EXIT 方案，提前进行充分的气道评估。

■ **病例介绍**

【MRI】超声图像显示羊水过多。妊娠 33 周的 MRI 检查发现甲状腺肿。妊娠 35 周的 MRI 横断面 T_1WI（图 3-0-9A）上的高信号为甲状腺，大小为 37mm×27mm。在 T_2WI（图 3-0-9B）中，肿大的甲状腺中央呈现高信号，此为呼吸道（黄色箭头）。在矢状面图像（图 3-0-9C）中可以见到甲状腺肿（红色箭头），以及增大的脑垂体（蓝色箭头）。

甲状腺在超声图像中是低回声，在 MRI 的 T_1WI 上显示为高信号。MRI 检查可以对甲状腺的形态进行评价。在 MRI 中，通过对数据进行三维重建，可以对呼吸道进行评价（图 3-0-9C、D）。

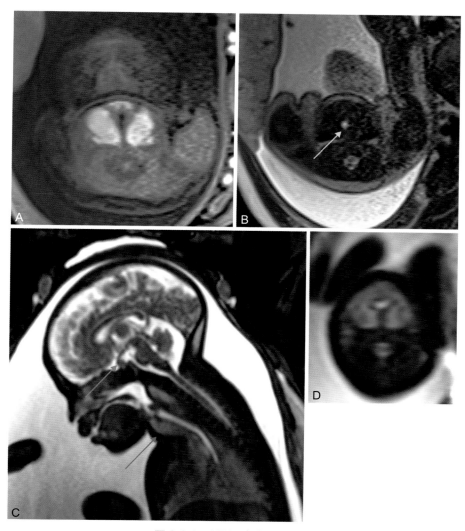

图 3-0-9　MRI（妊娠 35 周）

A、B. 横断位像（A. T_1WI；B. T_2WI）；C、D. 三维 True FISP（C. 横断位像；D. 经过甲状腺层面重建图像）

5. 支气管囊肿

■ 发病机制

支气管囊肿（bronchogenic cyst）与食管囊肿、肠囊肿一样，是由未成熟的前肠残余胚胎组织异位而产生的，其中支气管囊肿最为常见。一般认为，妊娠第 5 周开始，气管和支气管发育过程中，一部分分离并停止生长。根据发育过程中发生分离的阶段确定支气管囊肿的类型，即前期呼吸道周围没有肺组织时，为纵隔支气管囊肿；后期被肺组织包围时，就是肺内型支气管囊肿。通常它是一个孤立的单叶囊肿，壁薄，几乎呈球形，气管和支气管无交通，内部充满黏液。

在妊娠过程中支气管囊肿可能会增大，导致气管或支气管受压迫，与染色体异常无关。

■ 病例介绍

【超声】怀疑肺隔离症（图 3-0-10）。

【MRI】与图 3-0-10 为同一病例。妊娠 33 周（图 3-0-11），胎儿左肺上叶肺门部、肺动脉主干左侧可见 15.4mm × 13mm × 15mm 单个囊性病变（黄色箭头），内部均匀，在 T_2WI 上呈高信号，在 T_1WI 上呈低信号，与气管等信号。仔细观察，病灶向内侧突出（红色箭头），与气管相邻，为纵隔病变，未观察到异常血管。

MRI 是一种有用的辅助成像方法，可以更准确地诊断和确认邻近器官的压迫情况。

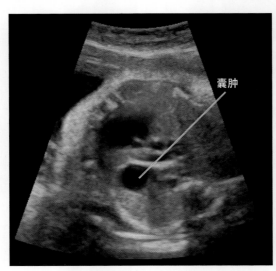

囊肿

图 3-0-10　超声图像
胸部横断位像（四腔心层面），注意观察心脏与小囊肿的关系

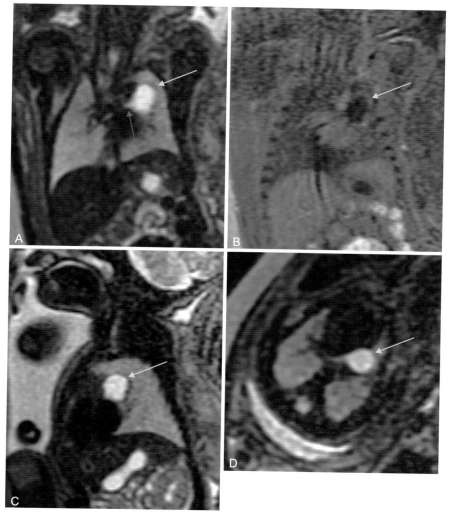

图 3-0-11　MRI（妊娠 32 周）

与图 3-0-10 为同一病例。A、C、D. T_2WI（A.冠状位像；C.矢状位像；D.横断位像）；B. T_1WI 冠状
位像

■ **相关项目**

＜鉴别诊断＞

● 先天性肺气道畸形（CPAM）Ⅰ型：大多数支气管源性囊肿为纵隔型，如果位置
靠近纵隔，则考虑支气管囊肿；如果位置在肺野内，则优先考虑 CPAM Ⅰ型。

6. 先天性上呼吸道闭锁

■ **发病机制**

先天性上呼吸道闭锁（congenital high airway obstruction sequenc，CHAOS）是由

上呼吸道（气管或喉部）闭锁、严重狭窄蹼造成的。

从胚胎学上讲，上呼吸道是在妊娠 5 ~ 10 周（妊娠早期）形成的，在这个过程中的异常发育和分裂是其原因。早在妊娠 18 周时就可以通过超声检查诊断出来。

当阻塞不完全时，预后较好，如狭窄或蹼等。出生时患有膈肌功能不全或气管及毛细血管渗漏综合征的新生儿，预后较差。

病例介绍

【超声】图 3-0-12。

【MRI】与图 3-0-12B 为同一病例。超声图像显示胎儿胸腔积液。妊娠 22 周时（图 3-0-13A），MRI 检查可见大量腹水（*）和腹胀。头部可见皮下水肿，并可见胎儿水肿。在 T_2WI 上胎儿两肺信号升高，肺组织侵入肋间隙，膈肌变平，提示肺部过度充气（黄色箭头）。怀疑气道梗阻或高位喉部严重狭窄（红色箭头）。注意扩张的气管 - 气管隆嵴处。妊娠 34 周时（图 3-0-13B ~ D），腹水已经消失，T_2WI 上的肺野信号升高，表明有发展的趋势。远端气管隆嵴处仍然扩张（蓝色箭头）。为了使用 EXIT 方案分娩，采用三维 True FISP 进行成像，该检查能更清楚地描述封闭的部位和范围（白色圆圈）。并在气管右侧观察到一个憩室样结构（紫色箭头）。

通过 EXIT 方案进行分娩，并实施了气管切开。出生后，经过确认，该患儿有气管憩室。

MRI 的 T_2WI 示肺部的信号上升，对称性的两肺肥大是其特征。源于气管闭锁部位的扩张气管及支气管的发现可能具有诊断意义。另外，像本病例那样计划行 EXIT 的情况较多，临近分娩时通过三维 True FISP 进行详细的气道评价有助于分娩计划。妊娠过程中会特发性地发生气管穿孔和气道引流，子宫内的状态有时会改善。

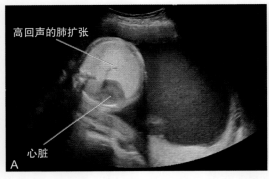
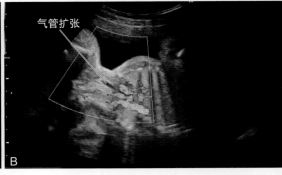

图 3-0-12　超声图像

A. 胸部切片，可见羊水过多，与肝脏相比，肺部的回声强度高；B. 与图 A 为不同病例，可见胎儿颈中有细长的囊状物

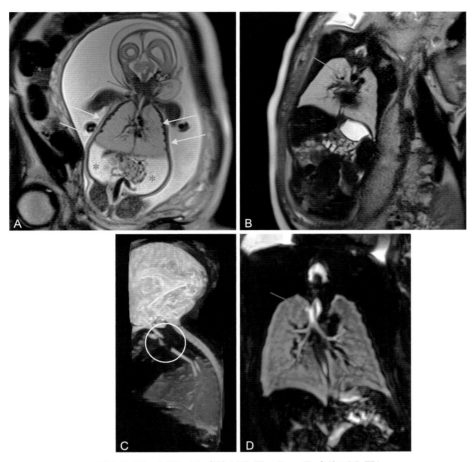

图 3-0-13　MRI（A. 妊娠 22 周；B ～ D. 妊娠 33 周）

与图 3-0-12B 为同一病例。A. T₂WI 冠状位像；B. T₂WI 冠状位像；C、D. 为气管定制的重建图像（C. 矢状位位像；D. 冠状位位像）

7. 心脏肿瘤

■ 发病机制

黏液瘤是成人最常见的心脏肿瘤，但在围生期非常罕见，横纹肌瘤占胎儿心内肿瘤的大多数（60% ～ 80%）。其他报道的肿瘤包括血管瘤、纤维瘤和畸胎瘤。

60% ～ 95% 的心脏横纹肌瘤会发展为结节性硬化症。结节性硬化症以常染色体显性方式遗传。如果胎儿有心脏肿瘤，MRI 对诊断或排除结节性硬化症很有帮助。颅内病变，如独立体下结节，MRI 检查可以比超声检查更清晰地显现出病变。

■ **病例介绍**

【超声】妊娠 27 周时诊断为心脏肿瘤（图 3-0-14）。

【MRI】与 MRI 图 3-0-14 为同一病例。在 True FISP 横断位像（图 3-0-15A）中，可见左心室心脏内腔的高信号被低信号的肿瘤（黄色箭头）占据。在头部横断位像（图 3-0-15B）中，因为发现了多个向侧脑室突出的点状 T_2WI 低信号、T_1WI 淡高信号的结节（红色箭头），所以怀疑是结节性硬化症。出生后在肾脏没有发现异常，通过超声检查确认了心脏多发肿瘤和室管膜下结节，被诊断为结节性硬化症。由于心功能无异常，正在进行随访观察。

结节性硬化症相关的 MRI 表现有室管膜下结节和皮质及皮质下白质病变。在本病例中，皮质下白质病变在胎儿期 MRI 中未被指出，但在出生后的 T_2WI 中被明确为高信号病变（图 3-0-15C）。

据说在结节性硬化症的 3 个征兆中，在胎儿期大多没有发现肾血管平滑肌脂肪瘤囊肿。

在超声影像中发现心脏肿瘤是诊断的契机。因为是显性遗传，所以需要对父母进行遗传辅导。妊娠过程中有因心脏横纹肌瘤引起心律失常的危险，但很少见。对于与长期预后相关的项目，也有报道称中枢神经病变数量与脑功能相关[3]，但尚未确定。

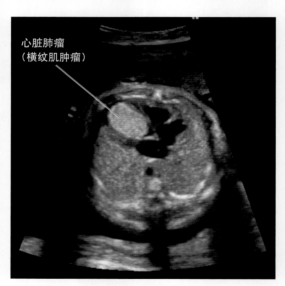

心脏肺瘤
（横纹肌肿瘤）

图 3-0-14　**超声图像**
胸部横断面（四腔切面），左心室内可见高回声肿块

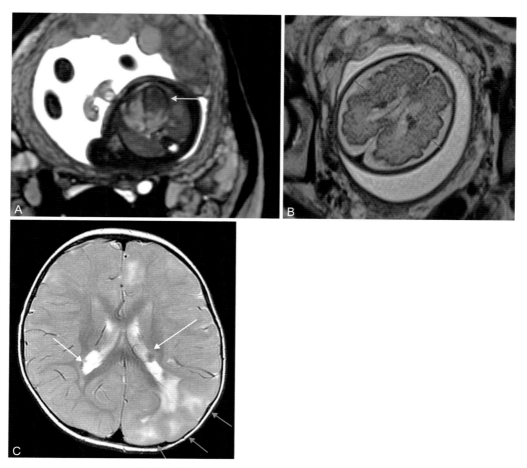

图 3-0-15 MRI（A、B. 妊娠 29 周；C. 产后）

与图 3-0-14 为同一病例。A. True FISP 横断位像（四腔切面）；B. T$_2$WI 头部横断位像；C. T$_2$WI 室管膜下结节（白色箭头）和皮质下白质病变（蓝色箭头）

8. 无脾综合征

发病机制

无脾综合征与右心房同源，将多脾综合征和无脾综合征的出生前表现进行比较，大部分病例无脾，但也有脾脏正常和多脾的病例。肺两侧均为 3 叶，肝居中央部。胃小，居中。

心脏循环形成和肠道旋转均出现在妊娠第 4 周，肠旋转在妊娠第 10 周前完成。因此，心脏的位置异常与肠旋转异常的并发频率较高。

与左侧心房同源（多脾综合征）相比，合并的心脏畸形更严重。出生前后的预后主要由心脏畸形的严重程度决定，如发现胆道闭锁或其他消化道畸形，则死亡风险更高（表 3-0-1）[4]。

表 3-0-1　多脾综合征和无脾综合征的产前影像表现比较

对比项	多脾综合征	无脾综合征
相同	左	右
脾脏	有（多数）	无
胆囊	无	有
肝脏	左或右	正中
心脏畸形	ASD、AVD、TGA、DORV	AVC、单心室、TGA、PS
大静脉	下腔静脉中断，双侧上腔静脉	与动脉同侧，双侧上腔静脉
动静脉循环异常	70%	100%
性别差异	男：女＝1：1	男：女＝1：2

ASD. 房隔缺损；AVC. 心内膜缺损；DORV. 右心室双出口；PS. 肺动脉狭窄；TGA. 大血管转位

资料来源：Bianchi DW ほか（著），宗田総ほか（監訳）：ニューイングランド周産期マニュアル—胎児疾患の診断と管理。第 2 版南山堂。東合は死亡リスクが高い（表 1）京，p481，2011

■ 病例介绍

【超声】可见胎儿心脏畸形（图 3-0-16）。

【MRI】在 T_1WI 冠状位像中，肝脏（黄色箭头）的形态为左右对称性（图 3-0-17A）。在腹部正中发现小的胃（蓝色箭头）和胆囊（图 3-0-17B、C）。尽管妊娠 31 周，T_2WI/T_1WI 横断位仍无法鉴定脾脏（图 3-0-17C）。虽然未确认心脏畸形，但可能是一系列病症。可见重复上腔静脉（紫色箭头）（图 3-0-17D）。T_1WI 冠状位上可见大肠有胎便信号，但疑似大肠集中存在于右侧腹部，肠旋转异常（图 3-0-17A 中红色箭头）。该胎儿有内脏转位，无法鉴定脾脏，为无脾综合征。

脾脏在超声图像上是一个难以识别的器官；在 MRI 上，与肝脏相比，脾脏在 T_2WI 上是一个轻度高信号的结构，在 T_1WI 上是轻度低信号。它在妊娠 20 周左右达到约 1cm 的大小，在 MRI 上可以见到。妊娠中期以后通常可以诊断。由于 MRI 难以提示心脏畸形，因此该检查主要是评估腹部器官，特别是关注脾脏的形态。

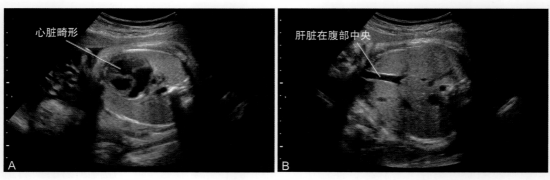

图 3-0-16　超声图像

A. 存在房间隔缺损；B. 与图 A 为同一病例，肝脏在腹部中央（A、B）

■ 相关项目

< 内脏反位综合征 >

内脏反位综合征是左右轴形成的异常，是偏离正位（心脏在左，心脏环在右）或完全反向的位置异常。内脏反位综合征包括心脏在左，腹腔器官倒置；心脏在右，腹腔器官在正常位置，沿左右轴不对称或完全没有。最常见的例子是左侧心房同位（多脾综合征）和右侧心房同位（无房综合征）。内脏反位综合征多为家族内单发。

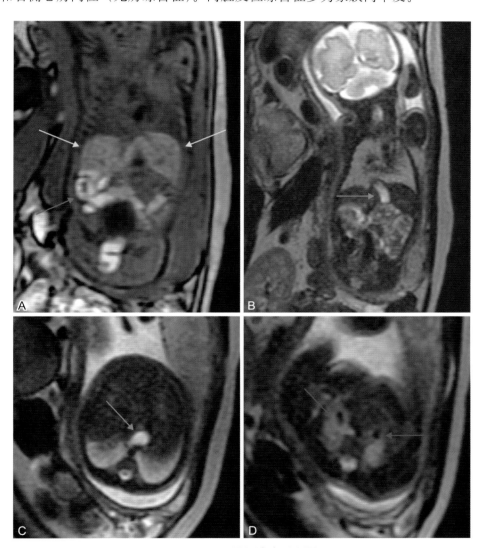

图 3-0-17　MRI（妊娠 31 周）

与图 3-0-16 为不同病例。A. T₁WI 冠状位像；B ～ D. T₂WI（B：冠状位像；C. 腹部横断位像；D. 胸部横断位像）

9. 多脾综合征

发病机制

在多脾综合征（与左心房同侧）中，右侧脏器缺损，左侧脏器分布在两侧。这意味着双侧皆左肺，是双侧存在的，而且在右侧也有。肝脏也是左右对称的，胆囊居于正中或发育不良或有缺损。由于肠道旋转异常，小肠位于右腹，大肠位于左腹。沿着胃大弯有许多肿块（多脾症）。心脏畸形各不相同，但69%的病例的大血管是正常的[5]。

并发的心脏畸形通常比无脾综合征（右侧心房同源）症状轻，预后好。

病例介绍

【超声】发现胎儿心脏畸形（图3-0-18）。

【MRI】与图3-0-18为同一病例。在胸部，大血管（黄色箭头）被描绘在椎体的两侧，并连续到下腹部（图3-0-19A）。在左上腹可以见到脾脏（红色圆圈），但很小（图3-0-19C），肝脏在左右两侧对称，胆囊发育不良（图3-0-19B），胃的位置稍微靠近中线（图3-0-19D）。在MRI上不能注意到心脏的畸形。

经过出生后的检查，该胎儿被诊断为双侧左异构右位心、左侧心脏、多脾综合征、共同房室瓣、主动脉瓣狭窄、下腔静脉缺陷和静脉窦功能紊乱。

相关项目

在多脾综合征中，有多个脾脏肿块，其大小比正常脾脏肿块小。由于风险率随着妊娠周数的增加而增加，因此可以在妊娠晚期进行诊断；当肿块（被认为是脾脏）的大小较小时，在MRI上怀疑该综合征。与肝脏相比，脾脏在T_1WI上显示较高的信号，在T_2WI上显示较低的信号。

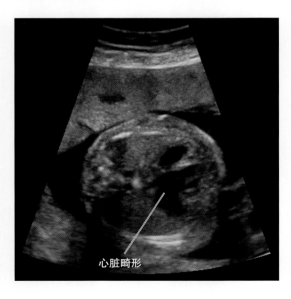

心脏畸形

图3-0-18 超声影像
四腔心的横断位像，显示右心房扩大

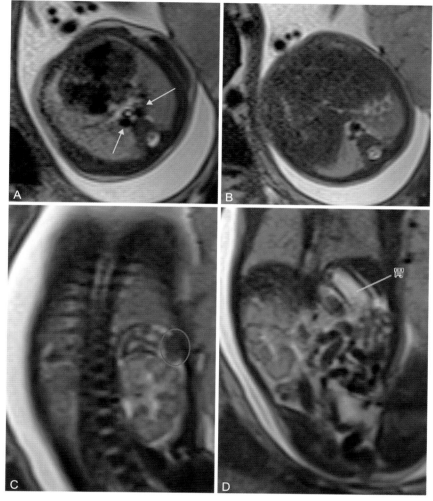

图 3-0-19　MRI（妊娠 27 周）

与图 3-0-18 为同一病例，T_2WI。A.胸部横断位像；B.上腹部横断位像；C.冠状位像（切面上可见脾脏）；D.冠状位像（切面上可见胃）

10. 静脉导管缺如

■ 发病机制

静脉导管缺如是一种罕见的胎儿期血管形成异常。

静脉导管（Arantius 管）在胎儿 2 ～ 3 个月形成，对胎儿血液循环起着重要作用，在出生早期闭合形成静脉韧带。静脉导管缺如在中期妊娠或晚期妊娠时可通过超声检查诊断。

静脉导管缺损（或不发育）时静脉灌注会通过多种途径建立，Acherman 等将异常的静脉引流模式分为 5 型[6]。

静脉管缺损单独异常的情况很少，常伴有其他先天畸形和染色体异常。对于预后存在多种情况，部分患者也有在围生期死亡的情况，具体要看合并血管系统的异常情况，预后较差的是脐静脉绕过肝脏直接流入右心房[7]。

■ **病例介绍**

【超声】图 3-0-20。

【MRI】与图 3-0-20 为同一病例。在本病例中，超声图像显示脐带静脉血流入右心房，胃泡很小。妊娠 31 周经 MRI 检查（图 3-0-21）显示，腹壁下方可见扩张的脐静脉血流腔，较宽处约 15mm。T_2WI 呈低信号（黄色箭头），T_1WI 呈不均匀的高信号（红色箭头）（图 3-0-21A、B），静脉导管未见明显显示，腹腔内显示的病灶为扩张的脐静脉可能，脐静脉（紫色箭头）和下腔静脉（蓝色箭头）在右心房之前汇合（图 3-0-21C）。心脏扩大，为右位心（图 3-0-21D）。患者胃泡较小，出生后被诊断为食管闭锁 C 型（参第 2 章第五节"1. 食管闭锁"）。

静脉导管在 T_2WI 中显示为流空效应低信号的管腔结构，FLASH（True FISP）显示为高信号，与肝脏信号差异明显，容易识别。

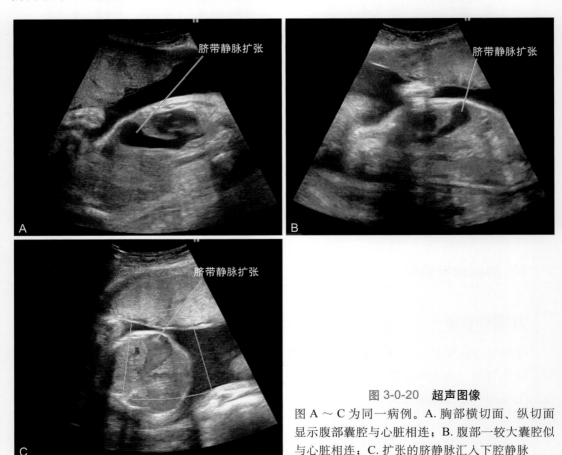

图 3-0-20　超声图像

图 A～C 为同一病例。A. 胸部横切面、纵切面显示腹部囊腔与心脏相连；B. 腹部一较大囊腔似与心脏相连；C. 扩张的脐静脉汇入下腔静脉

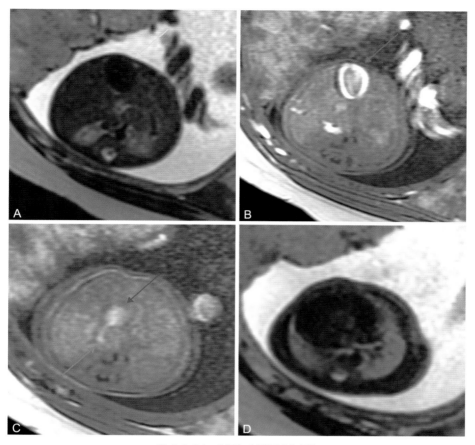

图 3-0-21　MRI（妊娠 31 周）

与图 3-0-20 为同一病例。A. T$_2$WI（流空效应产生低信号）；B. T$_1$WI（不均匀高信号）；C. T$_1$WI[脐静脉（紫色箭头）和下腔静脉（蓝色箭头）]；D. T$_2$WI（心脏层面）

■ 相关项目

　　静脉导管位于脐 - 门静脉窦与下腔静脉之间（静脉导管绕过脐 - 门静脉窦与下腔静脉间的部分），在胎儿期将其脐静脉血流输送到心脏，从而维持胎儿的血液循环，是不可缺少的血管（图 3-0-22）。其作用是脐静脉血流不经过肝脏门静脉系统，由静脉导管直接流入下腔静脉，将胎盘提供的高氧合血供应全身。高氧合的脐静脉血经静脉导管流入胸部下腔静脉后方左侧，进入卵圆孔、左心房、左心室和胸主动脉。静脉导管开口处有括约肌，可以调节脐带血流量，当子宫收缩导致静脉血量过剩时，括约肌会关闭，防止心脏负荷增加。在正常情况下静脉导管内的血流是顺行性流向心脏方向的，但如果静脉系淤血，则会发生断流或逆流。

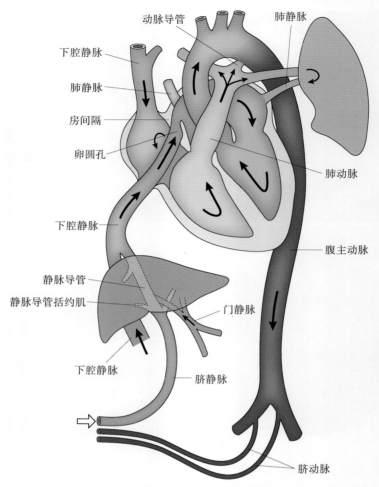

图 3-0-22　产前胎儿的血液循环

引自：Sadler TW（著）。安ほか（訳）：ラングマン人体発生学，第 11 版，メディカルサイエンスインターナショナル . 東京 .p208，2016

11. 肝血管瘤

发病机制

肝血管瘤是由血管内皮细胞和周皮细胞增殖形成的良性肝肿瘤，病因尚不清楚。多在晚期妊娠被发现（图 3-0-23）。如果病变较大，会出现血管床增大，导致高输出量性心力衰竭。

病例介绍

【超声】图 3-0-23。

【MRI】与图 3-0-23 为同一病例。本病例从妊娠 30 周左右开始，超声图像显示胎儿腹围扩大，妊娠 35 周发现腹部肿块。妊娠 36 周行 MRI 检查（图 3-0-24），显示肝内侧区有肿块（黄色箭头），大小约 5cm×4cm，T_2WI 显示：肿块边界清晰，呈高信号，肿块内可见流空信号，肿块下端可见扩张的门静脉（蓝色箭头）和肝动脉。T_1WI 显示肿块为低信号，肿块内可见出血的高信号（红色箭头），下腔静脉和肝静脉受压未见浸润。T_2WI 示高信号肿块内血管管腔扩张明显，考虑为富血供肿块，首先考虑血管瘤。

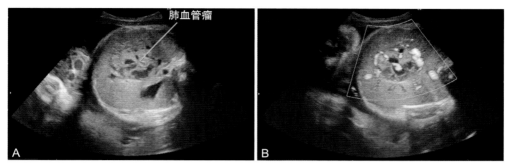

图 3-0-23　**超声图像**

A. 腹部横切面显 T 示肝内形态不规则肿块；B. 与图 A 为同一病例，腹部横切面彩色多普勒显示肝内肿块的血流丰富

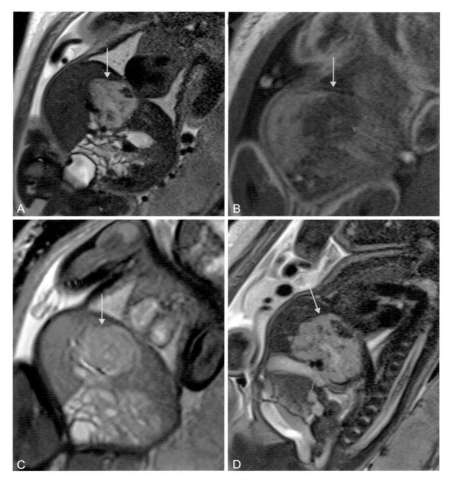

图 3-0-24　MRI（妊娠 36 周）

与图 3-0-23 为同一病例。A. T_2WI 冠状位像；B. T_1WI 冠状位像；C. SSFP（True FISP）冠状位像；D. T_2WI 矢状位像

在先天性肝血管瘤的诊断中，由于病灶较大，从出生后第 5 天开始使用非选择性 β 受体阻滞剂（普萘洛尔）进行治疗。出生后 10 个月病灶缩小到 2cm，治疗结束后病灶没有再增大。

该患者在妊娠过程中，病灶呈增大趋势，为明确肿块内是否合出并血，采用 T_1WI 序列进行检查。

■ 相关内容

根据国际脉管性疾病研究学会（International Society for the Study of Vascular Anomalies，ISSVA）的分类，先天性血管瘤被分类为血管性肿瘤之一。

婴幼儿期，血管瘤分为婴儿性血管瘤（IH）和先天性血管瘤（CH）。在组织学上，这两种血管瘤都是由血管内皮细胞和间皮细胞的增殖形成的，不同的是婴儿性血管瘤在出生时病变为前驱状态，出生后有增殖期、消退期，而先天性血管瘤在出生时即形成。另外，在病理标本中进行免疫染色后，两者可通过内皮细胞中是否存在葡萄糖转运蛋白 GLUT-1 进行区分。

先天性血管瘤根据病程是否消退分为先天性快速消退型血管瘤（RICH）和先天性不消退型血管瘤（NICH）。

12. 膀胱脱垂

■ 发病机制

膀胱脱垂主要与腹壁异常有关。尽管由于腹壁破裂引起膀胱脱垂的频率较低[9, 10]，但据报道，Abdullah 等在 4344 例腹壁破裂胎儿中发现肾积水占 1.3%[11]。在一个包含自身试验病例及其他报道示例中表明，由于腹壁异常而导致膀胱脱垂的预后是良好的。

■ 病例介绍

【超声】图 3-0-25。

【MRI】与图 3-0-25B 为同一病例。该病例在常规产前检查中并未发现异常。在妊娠 37 周因发生自然阵痛入院时，超声检查显示胎儿有双侧肾积水和膀胱、肠的疝出，怀疑腹壁破裂。膀胱（红色箭头）从脐带（黄色箭头）右侧的缺损孔疝出（图 3-0-26A），并且由于下尿路狭窄，发生了双侧的肾积水（蓝色箭头）（图 3-0-26B）。此外，还识别出肠道（紫色箭头）、胃、双侧卵巢和子宫（图 3-0-26C）。

出生当天进行了静脉造影术，水肿消失，未发现肾功能异常。

■ 相关内容

关于腹壁破裂，请参见第 2 章第五节 6. 腹壁异常部分。

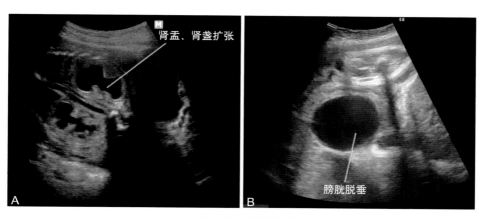

图 3-0-25　超声图像

A. 胎儿腹部及双侧肾脏。双侧肾积水，肾盂和肾盏膨大。B. 与图 A 为不同病例。双侧肾脏均有肾积水，而膀胱脱垂，存在于体外

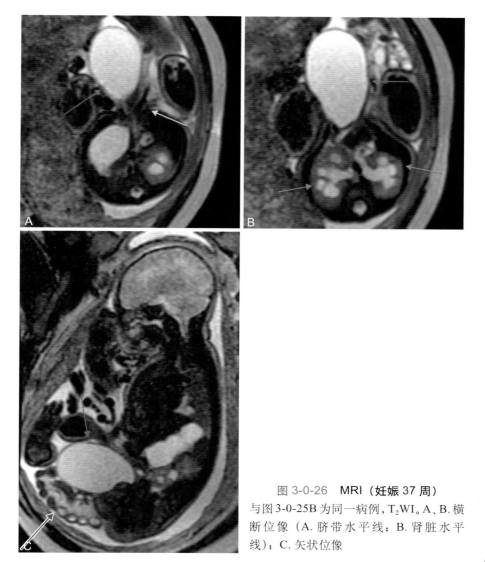

图 3-0-26　MRI（妊娠 37 周）

与图 3-0-25B 为同一病例，T_2WI。A、B. 横断位像（A. 脐带水平线；B. 肾脏水平线）；C. 矢状位像

13. Beckwith-Wiedemann 综合征

发病机制

Beckwith-Wiedemann 综合征（BWS）是一种先天性畸形综合征，其主要特征为巨舌、腹壁缺陷（脐带疝、腹直肌剥离、脐疝）和巨体。在胎儿期，巨体、腹壁缺陷和巨舌是主要表现。此外，由于基因异常还可能伴有耳畸形和腹腔内器官肿大等症状。BWS 更常见在体外受精受孕的女性中。它常发生于使用辅助生殖技术分娩的女性。

在约 15% 的病例中发生了肝肉芽肿、横纹肌肉瘤和 Wilms 肿瘤等胎儿肿瘤。BWS 中 H19 基因的插入丧失被认为会增加肿瘤的风险[12]，即使在胎儿期没有发现肿瘤，它也会增加患儿童癌症的风险。

在新生儿期，高度低血糖、抽搐和心力衰竭的风险较高，并且可能导致婴儿死亡，因此诊断非常重要。如果怀疑存在本病，有必要对胎儿肿瘤进行仔细的监测。

病例介绍

【超声】图 3-0-27。

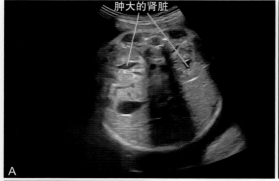
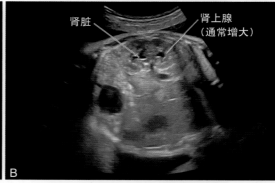
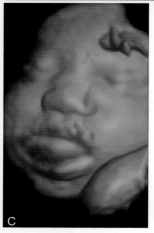

图 3-0-27　**超声图像**

A. 双侧肾脏。根据腹部的大小来观察就可以明确肾脏的肿大。B. 单侧肾脏的纵切面。位于肾脏头侧的肾上腺比平常胎儿更大。C. 胎儿面部的三维视图。胎儿的舌突出于口腔外

【MRI】与图 3-0-27 为同一病例。在 T$_2$WI 矢状位像（图 3-0-28A）中可以见到舌常伸出到口腔外，考虑为巨舌症。各器官没有畸形，但肝脏、肾脏和肾上腺相对于孕周而言较大。特别是肾上腺在双侧都清晰可见（腹腔内器官增大见图 3-0-28B）。此外，还可观察到耳部畸形（图 3-0-28C）。不并发脐疝和肿瘤。

关于巨舌症的诊断，在面部矢状切面上，舌伸出到口腔外时，应该更容易明确诊断为巨舌症。肾脏体积增大，皮质、髓质发育不良，超声图像显示高回声，MRI 在 T$_2$WI 上皮髓质边界，边界模糊呈高信号的。

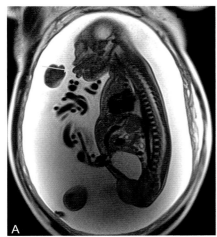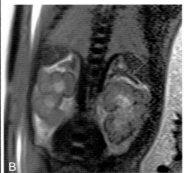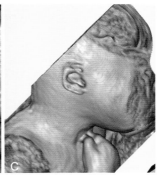

图 3-0-28　MRI（妊娠 32 周）

A. T$_2$WI 矢状位像。图像显示羊水过多，胎儿舌突出于口腔处（黄色箭头），脐带很小，不并发脐带疝。B. T$_2$WI 冠状位像。图像显示腹部器官肿大。肾上腺在胎儿时期通常很难辨认，但两侧都很大且清晰可辨（红色箭头）；两个肾脏也很大。C. 三维 True FISP 重建的图像。可以见到耳部褶皱的

■ 相关内容

舌的发育开始于妊娠 4～5 周，鼻咽侧面开始肿大，并逐渐伸入口腔，并在妊娠 13～18 周变成线性（带状）的形态。巨舌症的诊断是高度主观的，当舌伸出口腔外时就可以做出诊断。

可能的并发症包括脐带疝、巨头畸形、巨舌症、肝血管瘤、肾母细胞瘤、过度生长综合征和羊水过多。出现巨舌症、脐带疝、腹围增加、肾上腺囊肿、肾肿大和心脏畸形等的巨大胎儿很可能患有 BWS 综合征。

这种症状的巨大胎儿有必要与因为母体糖尿病而引起的巨大胎儿进行鉴别。

14. Carmi 综合征

发病机制

1968 年，Swinburne 和 Kohler 将先天性幽门闭锁伴大疱性表皮松解症（epidermolysis bullosa，EB）称为 Carmi 综合征[13]。该疾病是一种常染色体劣性遗传的严重皮肤疾病，病死率高，但也有非致死病例的报道。长期预后取决于皮肤症状的严重程度。除幽门闭锁外，通常有多囊肾、肾积水、输尿管囊肿等泌尿系统畸形的病症并发。

幽门闭锁的原因被认为是胎儿期子宫内血液循环障碍。在 EB 中，轻微刺激皮肤会形成水疱。在分娩时，应选择剖宫产，以尽量减少分娩时的皮肤创伤。

在妊娠早期，羊水过多可能不明显，在妊娠晚期会变得明显。因此，很少在出生前诊断出幽门闭锁。

Carmi 综合征的形成原因中，遗传基因突变的概率很高，因此可以进行 DNA 诊断。如果下一次妊娠，有 1/4 的概率出现复发风险，所以有必要向妊娠的夫妇提供咨询服务。

对于幽门梗阻症状，只有胃的扩张（单一气泡）可见。在幽门肥厚性狭窄症中，由于过度增生，可以观察到增厚后的幽门。如果怀疑存在幽门闭锁或狭窄，则需要检查是否存在可能的病因及 EB 合并的情况（是否合并有尿路畸形）。

病例介绍

【MRI】在妊娠 37 周的产检超声检查中发现羊水过多和胃部扩张。MRI 检查发现食管和胃部扩张（图 3-0-29A、B），未见肠道扩张，怀疑存在幽门部狭窄或闭塞。幽门部肥厚不明显，四肢逐渐末端变细，皮肤有缺损（图 3-0-29C、D）。未发现尿路畸形。

相关内容

肥厚性幽门狭窄症是新生儿消化道阻塞最常见的原因，其发生率高于幽门闭锁。由于它不是完全的闭锁，因此在胎儿期通常不会出现羊水过多的症状，其病症在出生前很少会被发现。

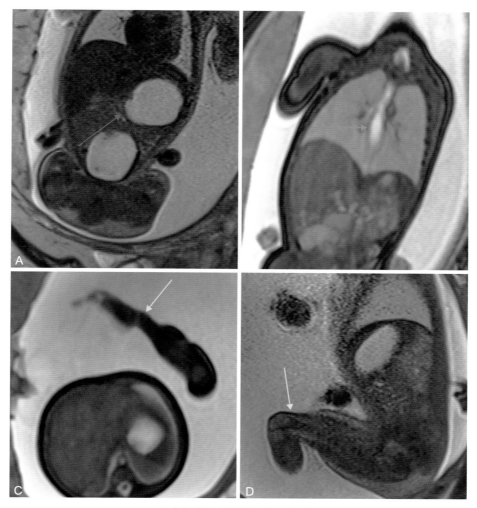

图 3-0-29　MRI（妊娠 38 周）

A. T₂W 冠状位像。可见扩张的胃。幽门部肥厚不明显（红色箭头）。B. True FISP 冠状位像。可见扩张的食管（蓝色箭头）。C、D. T₂WI。上肢和下肢呈锥形变形，仔细观察可见细节处的表皮缺失（黄色箭头）

15. Meckel-Grüber 综合征

发病机制

Meckel-Grüber 综合征（又称为 Meckel 综合征、Grüber 综合征、内脏囊性脑病）是患者以肾多发囊性病变，脑膜瘤样膨出等中枢异常，小指症或多指症为 3 种典型特征的综合征。上述 3 种征象有两种征象符合的情况下即可诊断为 Meckel-Grüber 综合征。该病是一种常染色体隐性遗传病，遗传再发风险为 25%。这是一种致命的疾病，患胎由于无羊水造成肺部发育不良，导致产后死亡。

妊娠早期发现羊水减少和双肾肿大需注意此病的鉴别诊断。

■ 病例介绍

◆ 病例 1

【超声】胎儿脑瘤并发双侧多囊肾（图 3-0-30）。

【MRI】T_2WI 冠状位像显示，双侧肾脏肿大，肾内多发小囊状结构致肾脏信号升高（图 3-0-31A），多囊肾表现。另外，头部 T_2WI 横断位像示颅脑有囊状结构，并向后方突出（黄色箭头），考虑为脑膜瘤样膨出（图 3-0-31B），脑室扩大。考虑为 Meckel-Grüber 综合征可能。

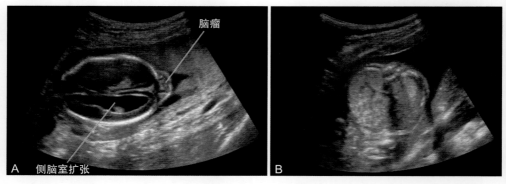

图 3-0-30　超声图像

病例 1。A.头颅横断位像，侧脑室扩大，可见脑瘤；B.腹部冠状位像，肾多发囊肿，双侧肾脏呈海绵样肿大

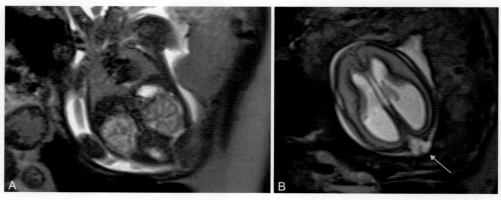

图 3-0-31　MRI（妊娠 21 周）

病例 1，T_2WI。A.体部冠状位像；B.头颅横断位像

◆ 病例 2

【MRI】超声显示无羊水且双肾多发囊肿。T_2WI 冠状位像显示双肾肿大（红色箭头）及多发小囊肿结构，为双侧多囊肾征象（图 3-0-32A），考虑为羊水减少致肾衰竭。胸廓被膨隆的腹部挤压，考虑是肺部发育不良引发的征象。后枕颈部可见小囊肿结构（蓝色箭头），考虑为脑膜瘤样膨出（图 3-0-32B）。脐带为单脐动脉搏动。人工流产后，娩出胎儿体表显示唇腭裂和耳廓低位，考虑为染色体异常所引起。

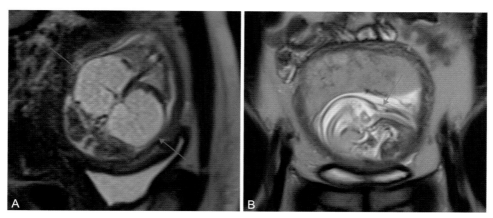

图 3-0-32　MRI（妊娠 18 周）
病例 2，T_2WI。A. 体部横断位像；B. 头颅横断位像

■ 相关项目

Meckel-Grüber 综合征与 13- 三体综合征的影像学表现有重叠。若之前妊娠发现存在 13 号染色体，其再发风险为 1%，因此在下次备孕辅导时，请先进行染色体筛查。上述的病例 2 在临床上强烈怀疑其为 13- 三体综合征，但由于其父母拒绝，因此并未进行染色体筛查。虽然超声检查也可以做出诊断，但是由于羊水偏少，超声检查给予的信息过少，无法明确，此时就需要 MRI 作为辅助手段以帮助获取更多信息。T_2WI 表现出特征性的双侧多囊肾和枕后脑膜瘤样膨出，同时还合并其他各种畸形。因此，在检查过程中还要谨慎地确认其他部位有无异常。

多囊肾还可以由其他多种疾病引发，作为产前重点诊断部位，表现为多囊肾合并其他畸形时还可以提示其他某些综合征，即使未发现其他畸形的情况下也应考虑对其他常染色体显性及隐性异常的疾病进行鉴别（图 3-0-33）[14]。

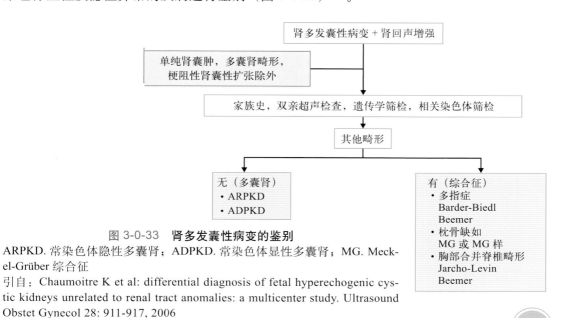

图 3-0-33　肾多发囊性病变的鉴别
ARPKD. 常染色体隐性多囊肾；ADPKD. 常染色体显性多囊肾；MG. Meckel-Grüber 综合征
引自：Chaumoitre K et al: differential diagnosis of fetal hyperechogenic cystic kidneys unrelated to renal tract anomalies: a multicenter study. Ultrasound Obstet Gynecol 28: 911-917, 2006

16. VACTERL 联合征

■ 发病机制

VACTERL 联合征是由椎体异常（vertebral defects），肛门闭锁（anal atresia），心脏异常（cardiac anomalies），食管气管瘘（tracheo-esophageal fistula），食管闭锁（esophageal atresia），肾脏异常（renal anomalies），四肢异常（limb defects）以上发育缺陷的各自英文首字母组成的联合定义。当有 3 个或 3 个以上系统受累时可诊断为该疾病。

肾、四肢、椎体的异常经超声检查可以检出，但约 50% 患胎合并有食管闭锁或食管气管瘘，在出生前这些疾病很难被检出。只有妊娠晚期在发现羊水过多和袋状征（pouch sign）时可被检出。关于肾脏的异常包括发育不良的多囊肾、肾积水，以及肾脏各种各样的结构异常。关于肛门畸形的发生时期被认为起于妊娠 4 ~ 8 周，此时排泄腔形成中途停止发育。肛门闭锁在出生前超声检查中很难被诊断。MRI 检查在直肠肛门等复杂畸形的诊断上能作为比较有效的辅助手段。

■ 病例介绍

双绒毛膜双羊膜双胎妊娠。

【超声】妊娠 17 周发现其中一个胎儿双侧肾积水，怀疑为后尿道瓣膜。

【MRI】妊娠 17 周（图 3-0-34A、B）时胎儿双肾边缘不整，T_2WI 显示肾实质信号不均匀升高（黄色箭头）。肾盂囊性扩张不明显，但左肾稍大，右肾偏小。中下腹至脐部附近发现连续不规则的囊泡样结构，在腹壁脐带附着部呈现突出的形态，被认为扩张的膀胱和输尿管。考虑可能是后尿道瓣膜。脐带为单一动脉搏动。综上所述，考虑为双侧肾脏发育不良及尿路畸形，怀疑是某种综合征。妊娠 31 周（图 3-0-34C、D）在 T_2WI 冠状位像显示，右肾萎缩，左肾信号表现明显异常（蓝色箭头）。另外，左输尿管（紫色箭头）和膀胱（白色箭头）明显扩张（图 3-0-34D）。可能是后尿道瓣膜或下尿路闭锁。肠道整体较细，但 T_1WI 可以确认胎便信号。出生后检出先天性尿道闭锁、左单肾、十二指肠闭锁、四肢畸形、椎体异常（图 3-0-34E），该患儿被诊断为 VAVTERL 联合征。

MRI 诊断肛门闭锁的征象为扩张的直肠内胎便信号没有到达会阴。本病例中扩张的输尿管压迫肠道使其整体变细，以致对肛门闭锁的诊断较为困难。心脏畸形和四肢异常往往在超声检查中较为容易被检出，但经 MRI 检查诊断较为困难。出生后的转归预后取决于其心脏和肾脏畸形的严重程度，肛门闭锁的致死率则较低。

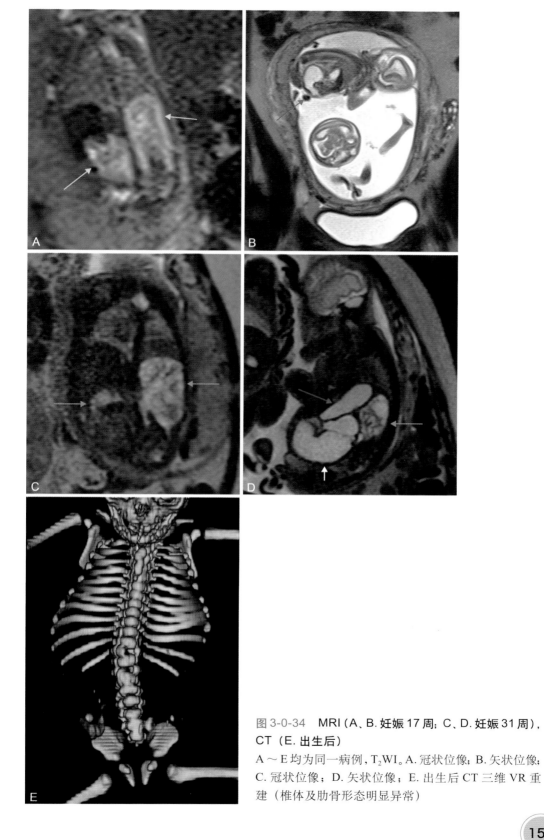

图 3-0-34　MRI（A、B. 妊娠 17 周；C、D. 妊娠 31 周），
CT（E. 出生后）

A～E 均为同一病例，T₂WI。A. 冠状位像；B. 矢状位像；
C. 冠状位像；D. 矢状位像；E. 出生后 CT 三维 VR 重
建（椎体及肋骨形态明显异常）

相关项目

当 MRI 检测出多个系统畸形并怀疑与此联合征有关时，可通过超声检查显示其心脏及四肢脊椎是否有异常来综合考量，从而来确诊此疾病。

随着孕周的增加，畸形和异常的表现会愈加明显，在妊娠 25 周后随着肠道系统的发育，胎便信号发现的频次概率也会增加。因此，在妊娠早期即使有消化道畸形，也很可能无法捕捉到其异常的信息。

对于鉴别其他能产生类似多个系统畸形的综合征，也只能根据出生后的表现来区别[15]。

17. 无心体双胎

发病机制

无心体双胎被称为双胎反向动脉灌注（twin reversed arterial perfusion，TRAP）综合征，是指双胎中有一个胎儿无心脏或瘢痕心，或者心脏无功能，而另一个是正常胎儿的罕见畸形。原因可能是在胚胎形成早期双胎的脐动脉间出现动脉 - 动脉吻合。大多数情况是出现在一绒毛膜二羊膜类型的胎盘下，由于正常的胎儿作为 pump twin（双胎单心脏），向无心体的胎儿供血，因此随着妊娠的发展，无心体的胎儿也会成长发育，但因为无心体胎儿的心脏没有作用，所以出生后其亦无法存活。围生期时作为 pump tiwn 的正常胎儿则会出现充血性心力衰竭，因此羊水过多、早产就成为问题所在。有报道称通过阻断无心体胎儿的脐带循环来治疗，治疗后可以通过超声检查来诊断评估。无心体胎儿还会合并其他各种结构畸形。

病例介绍

【超声】图 3-0-35。

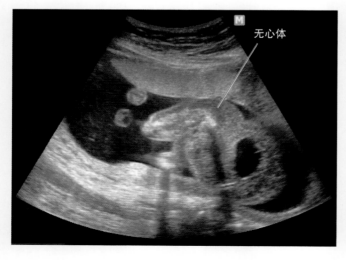

无心体

图 3-0-35　**超声图像**
双胎妊娠病例，一胎正常，另一胎没有发现头颅，下半部身体单独存在

【MRI】与图 3-0-35 为不同病例。本病例超声诊断为单绒毛膜型双胎，但只有一个胎儿有心跳。之后，发现无心体胎儿发育，并于妊娠 21 周诊断为无心体双胎。厚层 MRI 的 fetography（译者注：胎儿成像）（图 3-0-36A）。薄层的 T_2WI（图 3-0-36B）。在 Fetography 中，无心体儿和正常儿的外观差异明显。T_2WI 可以对其内部结构进行评价。

【大体观】妊娠 37 周后经阴道分娩，2400g 无心体儿的胎盘上可见血管吻合。

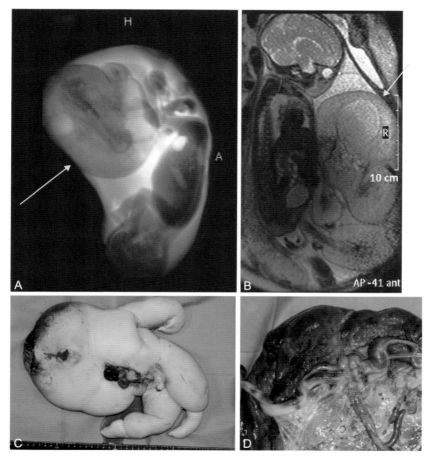

图 3-0-36　MRI（A. 妊娠 24 周；B：妊娠 25 周），大体观（C、D. 出生后）
与图 3-0-35 为不同病例。A、B. 无心体病例（箭头）的 MRI（A. fetogrphy；B. T_2WI）。C. 分娩后的无心体（35cm，2400g）。D. 胎盘上的血管吻合

主要参考文献

[1] Kuzniecky R et al: Congenital bilateral perisylvian syndrome: study of 31 patients.Lancet 341: 608-612, 1993

[2] Prayer D et al: MRI of normal fetal brain development.Eur J Radiol 57: 199-216, 2006

[3] Isaacs H et al: Perinatal (fetal and neonatal) tuberous sclerosis: a review. Am J Perinatol 26: 755-760, 2009

[4] Zhu L, et al Genetics of human heterotaxias. Eur J Hum Genet 14: 17-25, 2006

[5] Peoples WM et al: Polysplenia: a review of 146 cases.Pediatr Cardiol 4: 129-137, 1983

[6] Acherman RJ et al: Diagnosis of absent ductus venosus in a population referred for fetal echocardiography : association with a persistent portosystemic shunt requiring postnatal device occlusion.J Ultrasound Med 26: 1077-1082, 2007

[7] Sothinathan U et al: Absence of the ductus venosus.Acta Paediatr 95: 620-621, 2006

[8] 平成 26-28 年度厚生労働科学研究費補助金難治性疾患等政策研究事業 (難治性疾患政策研究事業)「難治性血管腫・血管奇形・リンパ管腫・リンパ管腫症および関連疾患についての調査研究」班 : 血管腫・血管奇形・リンパ管奇形診療ガイドライン 2017, 2017

[9] 河野通晴ほか : 膀胱脱出を伴った胎児腹壁破裂の 2 例。日周産期・新生児会誌 48: 534-534, 2012

[10] 松本富美ほか : 膀胱脱出を認めた腹壁破裂症例の排尿機能について。日小外会誌 42: 838, 2006

[11] Abdullah F et al: Gastroschisis in the United States 1988-2003 analysis and risk categorization of 4344 patients. J Perinatol 27: 50-55, 2007

[12] Rump P et al: Tumor risk in Beckwith-Wiedemann syndrome: A review and meta-analysis.Am J Med GenetA 136: 95-104, 2005

[13] Swinburne L.Kohler HG: Symmetrical congenital skin defects in sibs(abstract).Arch Dis Child 43: 499, 1968

[14] Chaumoitre K et al: Differential diagnosis of fetal hyperechogenic cystic kidneys unrelated to renal tract anomalies: a multicenter study.Ultrasound Obstet Gynecol 28: 911-917, 2006

[15] Solomon BD: VACTERl/VACTERL association.Orphanet J Rare Dis 6: 56, 2011

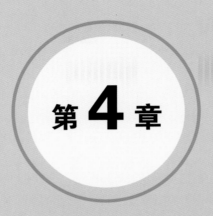

第 4 章

附 属 物

1．胎盘血肿

■ 发病机制

胎盘血肿，小的一般也能发现，诊断没有特别的意义，但大的胎盘血肿有时会使胎儿发育不全。

胎盘胎儿面可见绒毛膜下血肿（Breus' mole），母体面可见胎盘后血肿、绒毛膜内血肿。

绒毛膜下血肿好发于妊娠初期，是妊娠初期胎盘边缘的一部分剥离，血液凝固而成。其与壁、包蜕膜血管退缩过程异常相关，系绒毛膜和蜕膜之间出现的血肿。大多数在妊娠17周之前只需静养就能自然吸收。

通过超声图像和MRI进行梗死和血肿等缺血性病变的鉴别诊断，在妊娠管理上是可以获得有用信息。

■ 病例介绍

◆ 病例1（绒毛膜内血肿）

【MRI】胎盘中层至绒毛膜下可见内部高信号、边缘低信号的边界清晰的病变（黄色箭头）（图4-0-1A）。

【大体观】分娩出的胎盘切面上，在与图像所见一致的部位发现了红色血肿（黑色箭头）（图4-0-1B）。

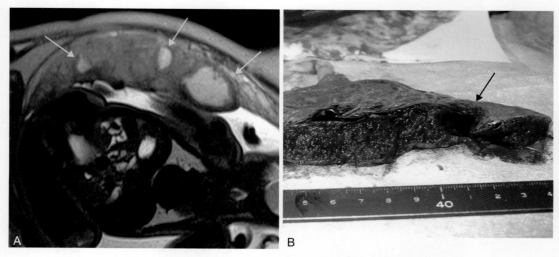

图4-0-1　MRI（妊娠38周），大体观（出生后）
病例1。A. T_2WI；B. 大体观（分娩胎盘）

◆ 病例2（绒毛膜下血肿）

【MRI】子宫内可见约14cm大小边界清晰的肿块，大部分为伴有液面形成的血肿，部分可见被认为是胎盘组织的高信号结构（红色箭头）（图 4-0-2A ～ C）。胎儿因肿大的胎盘被压在外缘。

【病理】对分娩胎盘进行病理大体观时（图 4-0-2D），在 T_2WI 高信号的部位发现了绒毛成分。

■ 相关内容

< 绒毛膜下血肿 >

绒毛膜与绒毛之间有 1cm 以上厚度的血肿，导致胎盘增厚。胎盘的胎儿面，血肿部分膨胀突出。胎盘功能低下，高概率发生发育不全和宫内胎儿死亡，围生期病死率也高。

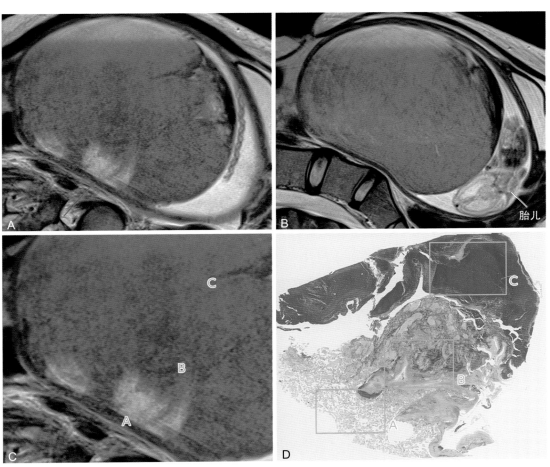

图 4-0-2　MRI（妊娠 17 周），病理宏观显像（出生后）
病例 2。A、B. T_2WI；C. 图 A 放大图；D. 病理宏观像与 MRI（图 C）对比

2. 绒毛膜血管瘤

发病机制

病理上定义为毛细血管、间质细胞、滋养细胞组成的胎盘实质内的结节。良性血管性肿瘤，从胎儿循环中获得血流。人们认为胎盘低氧状态是引起毛细血管反应性增殖的原因。

通常发生在妊娠 32 ～ 37 周，好发于胎盘胎儿面的脐带附着部。

小的、无症状的绒毛膜血管瘤多在体检时被偶然发现，临床上诊断不成问题。大的（5cm 以上）或多发病变时与胎儿发育不全相关，早产或动静脉分流导致胎儿水肿、血小板截留导致的胎儿血小板减少等并发症较多，预后不良。

病理组织学上分为血管瘤型（capillary）、富细胞型、退变型，angiomatous type 最多[1]。

病例介绍

【超声】图 4-0-3。

【MRI】与图 4-0-3 为同一病例。发现从胎盘连续向内腔突出的 11cm×10cm×9cm 的肿瘤性病变（红色箭头）（图 4-0-4A、B）。T_1WI 呈边缘高信号，T_2WI 呈不均匀的高信号。胎盘索状的构造（黄色箭头）连接着。

【大体观】发现与胎盘连续的肿瘤，病理组织象中发现肿瘤内部有很多血管（图 4-0-4C）。从胎盘连接到肿瘤的营养血管中，大小血管为 2 根 1 组。

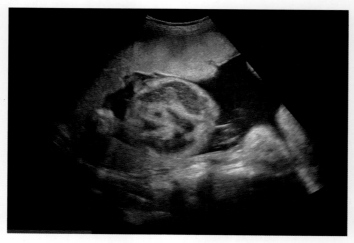

图 4-0-3 **超声图像**
从胎盘边缘部连续的不均匀的圆形的肿块

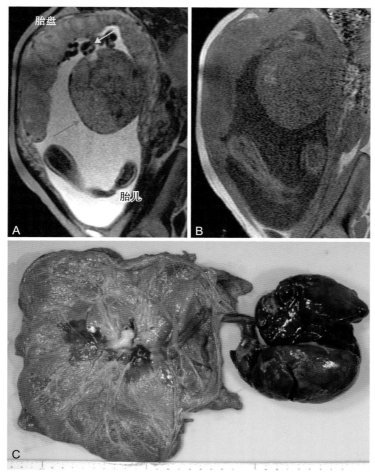

图 4-0-4　MRI（A、B. 妊娠 25 周），大体观（C. 出生后）

与图 4-0-3 为同一病例。A. T₂WI；B. T₁WI；C. 胎盘及肿块大体观

MRI 对超声无法诊断的情况和整体情况的把握很有用。病变信号强度对内部出血的根据程度的不同而发生各种不均匀变化。

3. 前置胎盘，胎盘粘连或胎盘植入

■ 发病机制

前置胎盘是指胎盘覆盖子宫口的状态，分为全前置胎盘（胎盘完全覆盖子宫口）、部分前置胎盘（胎盘覆盖部分子宫口）和边缘前置胎盘（胎盘到达子宫口边缘）。预后并发症有无愈合有关（图 4-0-5A、B）。

正常的胎盘通过底蜕膜（子宫内膜蜕膜化的物质）附着在子宫壁上。

胎盘粘连是绒毛不通过底蜕膜附着在肌层上形成胎盘的病态，根据严重程度分为（狭义的）胎盘粘连、侵入性胎盘、穿透性胎盘 3 类。狭义的胎盘粘连缺乏蜕膜，但绒

毛仅附着于肌层（图 4-0-5B）。侵入性胎盘指进一步浸润肌层的胎盘，穿透性胎盘指穿透肌层发展至子宫外组织的胎盘（图 4-0-5C）。

　　既往有前置胎盘、剖宫产史、肌瘤切除术等子宫内膜损伤者为高危。胎盘覆盖剖宫产伤口时，既往剖宫产术次数越多的病例粘连胎盘并发率越高[2]。

　　超声影像诊断胎盘粘连是指胎盘与肌层之间低回声带（相当于底蜕膜）的断裂和通过彩色多普勒法检测胎盘内的曲张血管来完成。

　　在 MRI 中，由于无法描绘出地面脱落膜，无法看到缺损本身，因此狭义的胎盘粘连是无法诊断的。作为提示胎盘粘连的间接表现，胎盘膨隆、胎盘内的信号强度不均匀、胎盘内的低信号带受到重视。超声所见的胎盘腔隙在 MRI 中被描绘为血流。

■ 病例介绍

【超声】图 4-0-5 参照（与病例 1、病例 2 为不同的病例）。

◆ 病例 1（侵入性胎盘；既往有子宫肌瘤剥除术史）

【MRI】超声表现疑似穿透性胎盘。胎盘完全覆盖子宫内口，为全前置胎盘（图 4-0-6）。子宫内口前方子宫壁（黄色箭头）变薄部分不完整，可能为侵入性胎盘、穿透性胎盘。实施了剖宫产手术，在病理学上被诊断为侵入性胎盘。

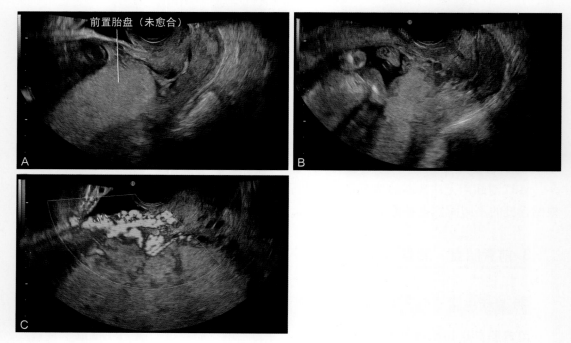

图 4-0-5　超声图像

图 A ~ C 为不同病例。A. 经阴道超声显像。子宫内膜口有胎盘覆盖，为前置胎盘。B. 前置胎盘（侵入性胎盘）。胎盘与子宫颈部分界不明显，可见虫蛀状影像。C. 胎盘绒毛越过子宫壁侵入膀胱内（侵入性胎盘）

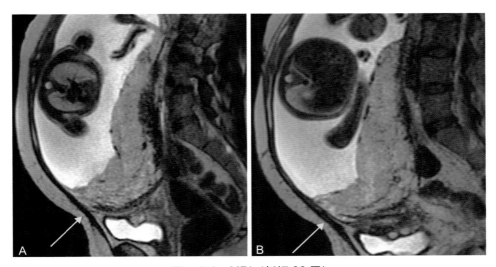

图 4-0-6 MRI（妊娠 26 周）

病例 1，T_2WI。A. 矢状位像；B. 矢状位像

◆ **病例 2（狭义胎盘粘连；既往有二次剖宫产史）**

【MRI】超声提示胎盘粘连。胎盘完全覆盖子宫内口，为全前置胎盘（图 4-0-7）。考虑子宫切口的部位胎盘也连续。在该部位肌肉层变薄，发现胎盘膨隆（红色箭头），认为有可能是侵入性胎盘。在知情的情况下实施了子宫切除术。病理学上诊断为狭义的胎盘粘连。

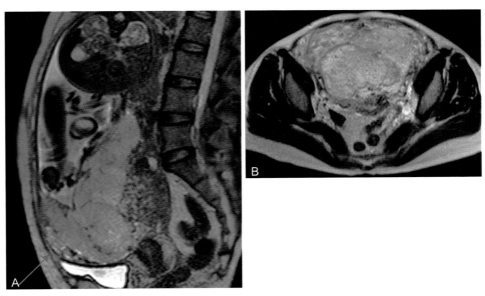

图 4-0-7 MRI（妊娠 32 周）

病例 2，T_2WI。A. 矢状位像；B. 横断位像

■ 相关内容

有报道显示胎盘和绒毛比子宫肌层细胞密度高，在扩散加权图像上对比度良好，有助于诊断胎盘粘连[3]。

在 T_2WI 和 SSFP 中怀疑胎盘粘连但不确定的情况下，据报道，在得到患者同意并即将剖宫产之前实施使用造影剂的动态 MRI 检查对诊断有用[4]。

4. 胎盘息肉

■ 发病机制

胎盘息肉是分娩时胎盘没有完全分娩的情况下，以及在产后或妊娠早期伴随异常生殖器出血的宫内赘生物。近年来，胎盘息肉及遗留胎盘被统一作为 RPOC 受孕产物滞留来处理。

经阴道超声检查的灵敏度、特异度高，超声影像表现为不均匀回声的肿块影像，如果使用彩色多普勒法，可以鉴别是血肿还是存活受孕产物滞留（图 4-0-8）。Viable RPOC 在病变内检测到血流，好发于内膜-肌层界面。非存活 RPOC 中没有检测到血流，这种情况下很难与血肿区别。

在 MRI 中，RPOC 在 T_1WI、T_2WI 中都表现为不均匀信号强度的肿块影像。增强扫描表现为不均匀的强化。MRI 的观察结果是非特异性的，与绒毛性疾病的影像学表现相似。血清 hCG 的上升考虑是绒毛性疾病，RPOC 的情况血 hCG 通常在正常范围内或停留在轻度的上升。

■ 病例介绍

【超声】图 4-0-8。

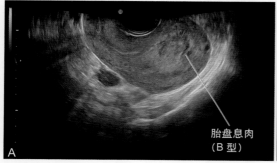
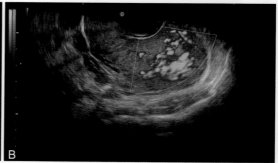

胎盘息肉
（B 型）

图 4-0-8　超声图像

A. 经阴道超声检查显示，子宫腔内发现高回声的肿块影像。B. 与图 A 为同一病例，经阴道超声检查（多普勒频谱法）。子宫腔内的肿块含有丰富的血流

【MRI】 与图 4-0-8 为不同病例。在本病例中，胎儿经阴道分娩后，胎盘没有分娩，而是用胎盘钳娩出。为了评价 RPOC 的有无，进行了 MRI 会诊。在阴道分娩后当天的 MRI（图 4-0-9）中，在子宫底部发现了不规则肿块（箭头），与肌层的边界不清楚。在 T₂WI 中表现为不均匀的低 - 高信号，通过增强扫描，观察到多个从底部到前壁朝向肿块的血管，结合临床检查报告，符合 RPOC 的诊断结果。

RPOC 逐渐缩小，直到产后 8 个月才被确认。

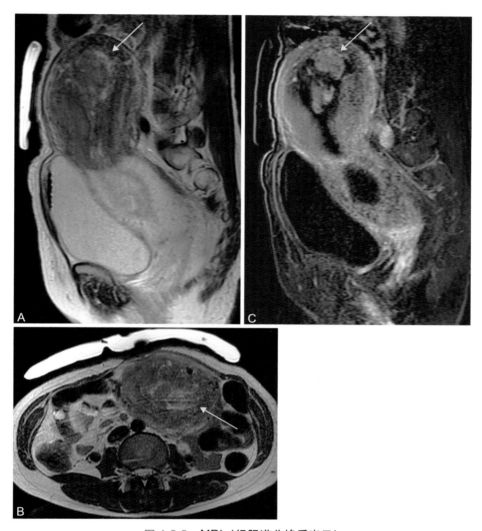

图 4-0-9 MRI（经阴道分娩后当日）

与图 4-0-8 为不同病例。A. T₂WI 冠状位像；B. T₂WI 横断位像；C. T₁WI 脂肪抑制并增强扫描的矢状位像

5. 单脐动脉脐带

发病机制

通常脐带由 2 条动脉和 1 条静脉构成。单脐动脉脐带是指先天性的 1 条动脉缺如。本病是脐带异常中发生率最高的畸形表现。

为了明确是只有单脐动脉脐带的症状，还是合并其他畸形，对胎儿的全身性评价很重要。单脐带动脉被认为是妊娠 3 ~ 5 周发生的脐带动脉的发育异常，没有遗传的风险。

单脐动脉脐带与围生期病死率的增加、子宫内胎儿发育不全的增加、低体重新生儿的增加有关，后期预后因合并畸形的情况而不同。新生儿的预后良好。

彩色多普勒超声检查（图 4-0-10）为首选诊断方法。

病例介绍

【超声】图 4-0-10。

【MRI】与图 4-0-10 为不同病例。脐带由 2 根脉管结构构成，粗脉管为脐静脉（黄色箭头），细脉管为脐动脉（红色箭头），为单脐动脉脐带（图 4-0-11）。此外，观察到右位心、右位胸主动脉、马蹄肾、肠旋转等异常表现。肺部信号上升也不明显，可以认为存在肺发育不全等多发畸形。心脏畸形的详细情况在 MRI 中不能确认。

出生后病死率极高。气管呈针孔状，无法插管。

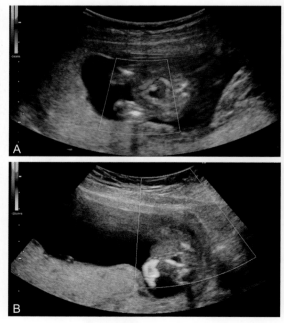

图 4-0-10　超声图像

A. 脐动脉走行在膀胱的周围，但仅在一侧发现。B. 脐动脉发育不良（与图 A 为不同病例）。膀胱周围走行的脐动脉大小不一

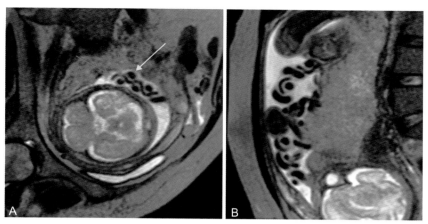

图 4-0-11　MRI（妊娠 31 周）

与图 4-0-10 为不同病例，T_2WI。A. 子宫横断位像；B. 矢状位像

6. 脐带静脉瘤

■ 发病机制

脐带静脉瘤、脐带动脉瘤等脐带血管畸形极为罕见。

脐带静脉的囊样扩张有很多种，有时与宫内胎儿死亡有关，有时是正常的情况也各有不同。

通过详细的检查来判断脐带异常是单独存在还是与其他异常或染色体的数量异常相关是很重要的。

■ 病例介绍

【超声】妊娠 36 周时，胎儿骨盆内有疑似静脉瘤或动静脉瘘的血流丰富的肿块影（图 4-0-12）。

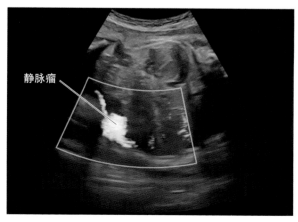

静脉瘤

图 4-0-12　超声图像

发现腹腔内扩张的静脉瘤

【MRI】 与图 4-0-12 为同一病例。脐带有 2 条动脉，1 条静脉（图 4-0-13），与脐带连续，在腹腔内、肝外的脐带静脉发现瘤状扩张（黄色箭头），大小为 15mm×13mm×17mm。连续的肝内脐静脉（静脉管）（蓝色箭头）也轻度扩张。朝向膀胱两侧的 2 条脐动脉（红色箭头）未发现扩张等异常。

脐带静脉瘤是首要考虑因素，鉴别诊断腹腔内的囊性病变，可利用彩色多普勒超声确认血流情况，从而予以鉴别诊断。

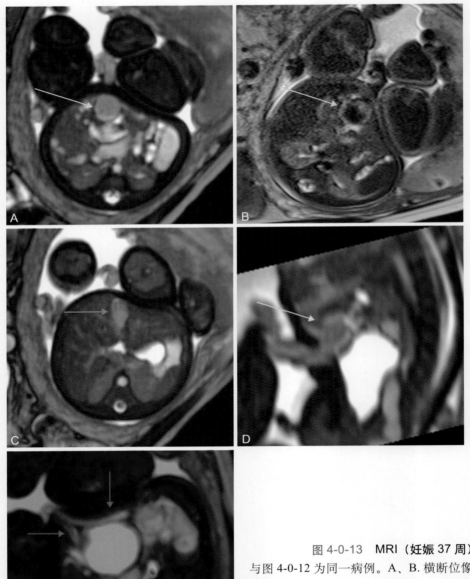

图 4-0-13　MRI（妊娠 37 周）

与图 4-0-12 为同一病例。A、B. 横断位像可以见到静脉瘤（A. True FISP；B. T₂WI）；C. True FISP 横断位像可以见到静脉管；D. 三维 True FISP 重建图像（脐静脉和静脉瘤的曲面重建）；E. True FISP 和 MRA 的融合图像

7. 前置血管

■ 发病机制

未被脐带华通胶（Wharton's jelly）覆盖的脐带血管在覆盖子宫内口的卵膜上走行。前置血管在子宫口附近时，分娩时血管破裂，有时会导致胎儿功能不全和子宫内胎儿死亡。因此，分娩前诊断很重要。诊断可以用彩色多普勒超声。前置胎盘或分叶胎盘、副胎盘，子宫下部存在脐带附着部位时，体外受精妊娠是前置血管的高危因素。

【超声】图 4-0-14。

【MRI】与图 4-0-14 为不同病例。妊娠 34 周（图 4-0-15），胎盘附着在子宫左侧壁，距子宫口距离 4cm 以上，为常位胎盘。胎盘形态呈二分叶状，脐带细，但未见水肿和数量异常。胎儿未见明显异常，疑似为胎盘脐带因素引起的胎儿发育不全。另外，由于发现了脉管结构沿着胎儿头的走向（箭头），因此该病例可能是前置血管。

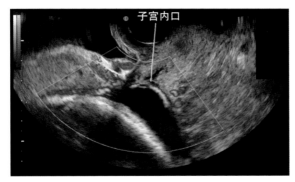

图 4-0-14　**超声图像**
经阴道超声检查示，子宫内口有淤塞的血流搏动

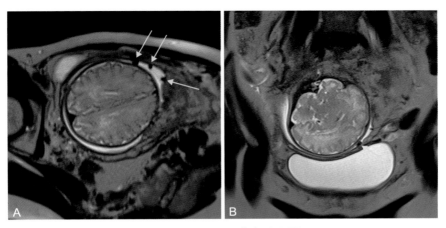

图 4-0-15　**MRI（妊娠 34 周）**
与图 4-0-14 为不同病例，T_2WI。A. 横断位像；B. 冠状位像

在预定剖宫产手术中分娩，当时确认了前置血管。脐带是边缘附着的。胎盘病理表现为 2 期的绒毛膜羊膜炎。

8. 脐带附着异常（卵膜附着）

■ 发病机制

脐带附着部是指脐带分支的部分，脐带到附着部为止被华通胶覆盖。

通常脐带附着部是胎盘的中心或者是稍微偏离中心的位置。附着异常有边缘附着（附着在胎盘边缘 1cm 以内）和卵膜附着（完全脱离胎盘附着在周围的卵膜上）等。脐带中的血管受华通胶保护，免受胎儿、宫缩等压迫，而卵膜附着的脐带仅从卵膜附着部位到胎盘被较薄的卵膜覆盖，由于没有华通胶，胎儿的压迫容易引起血液循环障碍，有时会导致胎儿功能不全和子宫内胎儿突然死亡。

脐带的附着部位在妊娠初期通过经阴道超声检查进行确认是很重要的。即使发现了也不能治疗妊娠，但在分娩时可以充分准备以应对。

【超声】图 4-0-16。

【MRI】与图 4-0-16 为不同病例。胎盘呈分叶状附着在子宫体部下方的前壁后壁上（图 4-0-17）。脐带附着在子宫口附近的胎盘上。在子宫口右侧的胎盘胎儿面上发现了 1 条零散走行的脐带动脉（箭头），怀疑是脐带的卵膜附着。

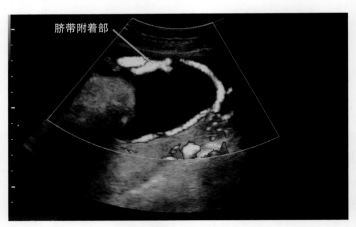

图 4-0-16 超声图像
从胎盘边缘延伸的血管延伸到子宫前壁

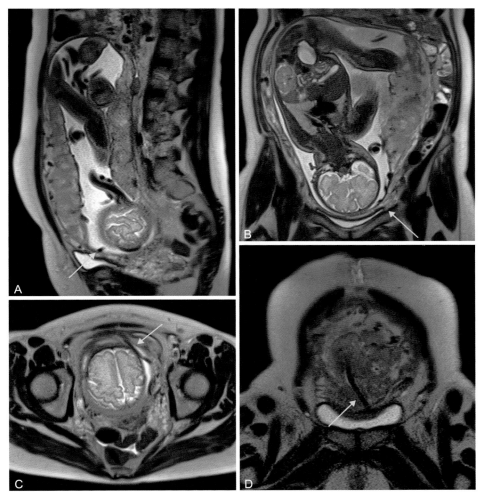

图 4-0-17　MRI（妊娠 34 周）

与图 4-0-16 为不同病例，T$_2$WI。A. 矢状位像；B. 冠状位像；C. 横断位像；D. 冠状位像

9. 脐带下垂

■ 发病机制

破水前，脐带位于胎先露部分的侧方或下方，隔着卵膜，触摸到看不到的脐带。原因是胎先露部位与子宫下部的间隙较宽，出现胎儿横位、骨盆位、颜面位，窄骨盆、宽骨盆，多胎妊娠（双胎），小头症，早产，羊水过多，前期破水，前置胎盘，低置胎盘，脐带下部附着及脐带过长等情况。此外，宫颈管扩张时也容易出现，可通过阴道内触诊进行诊断。在不能自然复位的情况下，进行择期剖宫产。

■ 病例介绍

【MRI】 超声提示前置胎盘和脐带下垂，胎盘附着于左侧壁，下端堵塞子宫内口，为前置胎盘（部分前置胎盘或完全前置胎盘）状态。在 T$_2$WI（图 4-0-18）中，胎儿头部与子宫内口之间因流空效应（flow void）而呈现低信号的索条状结构（脐带）（黄色箭头），被认为是脐带脱垂的表现，脐带附着部（红色箭头）在胎盘的下端边缘（边缘附着）。

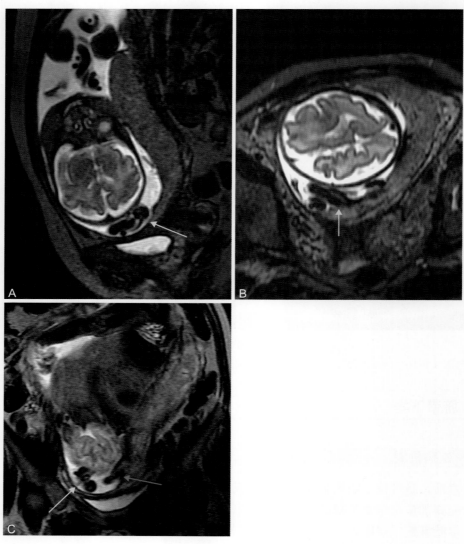

图 4-0-18　MRI（妊娠 32 周）

T$_2$WI。A. 矢状位像；B. 横断位像；C. 冠状位像（脐带附着部）

10. 剖宫产瘢痕妊娠

■ **发病机制**

剖宫产瘢痕妊娠是指剖宫产术瘢痕部位的异位妊娠。孕囊存在于剖宫产术瘢痕处子宫前壁肌层内，有两种类型：①在瘢痕深部着床向肌层生长，可导致子宫破裂伴致命性出血；②在瘢痕处着床并向宫腔内生长，这种情况很少，可继续妊娠，但胎盘粘连的风险较高。

大多有 2 次以上的剖宫产手术史。超声提示，剖宫产瘢痕处胎囊及周围绒毛膜血流丰富，肌层前壁欠薄或缺损。在剖宫产处形成囊泡状瘢痕的情况下，在妊娠初期，容易与异位胎囊混淆，需要进行短期随访观察。

■ **病例介绍**

【超声】图 4-0-19。

【MRI】图 4-0-19 为同一病例。本病例中，妊娠反应呈阳性，在附近医院就诊，子宫内未发现孕囊，被诊断为完全流产。但尿中 hCG 增加，妊娠 7 周，宫颈部有孕囊，疑似颈管妊娠。T_2WI 矢状位像（图 4-0-20）显示，子宫体下部前壁有疑似高信号的绒毛组织（箭头），在同一部位，子宫前壁菲薄，子宫内腔未见扩大，诊断为剖宫产瘢痕部异位妊娠，着床于瘢痕深部，子宫破裂风险很高。

MRI 中 T_2WI 矢状位像对诊断最有用，通常在子宫体下部前壁的脐部水平处可以见到剖宫产瘢痕。

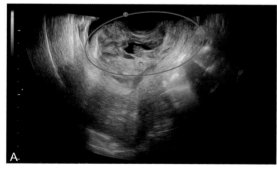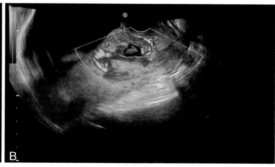

图 4-0-19 超声图像

A. 经阴道超声检查，上次剖宫产的伤口处隆起（红色圆圈），发现孕囊和听到胎心音。B. 与图 A 为同一病例，经阴道超声检查（多普勒频谱法），上次剖宫产瘢痕处确认有孕囊

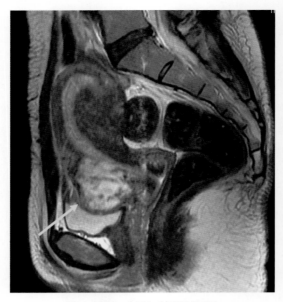

图 4-0-20　MRI（妊娠 7 周）

与图 4-0-19 为同一病例，T_2WI 矢状位像。在剖宫产瘢痕处发现了高信号的胎盘组织和孕囊（黄色箭头）

主要参考文献

[1] Kirkpatrick ad et al: best cases from the afip: placental chorioangioma.radio graphics 27: 1187-1190, 2007

[2] Clark SL et al: Placenta previa/accrete and prior ceasarean section.Obstet Gynecol 66: 89-92, 1985

[3] Morita S et al: Feasibility of diffusion-weighted MRI for defining placental invasion.J Magn Reson Imaging 30: 666-671, 2009

[4] Tanaka YO et al: High temporal resolution dynamic contrast MRI in a high risk group for placenta accreta. Magn Reson Imaging 19: 635-642, 2001

结　束　语

　　以前，大学医院的外科病房里只有一台手动扫描型超声设备。放射科和妇产科都没有超声设备。我作为一名实习医师，第一次带一名孕妇去外科病房做超声检查。因为当时是显像管时代，所以挂着暗幕的房间一片漆黑。手持的超声探头在母亲膨隆的肚子上滑动，直径 10cm 左右的荧光屏上，圆形的光出现了几秒左右就消失了。那是我第一次看到的胎儿影像，过了半个世纪，那情景在我心中成了故事。作为一名医生，这么多年一直潜心于胎儿研究，现在回想起来，是从这一天与超声的相遇开始的。记得是在2016 年的春天，在某个学会会场，南江堂出版社邀请我写一本关于超声诊断的书，在那之后 5 年里一直和枳谷智哉编辑一起工作。当时尽管胎儿诊断是通过动图进行的，但是指南书中却是静止的影像，所以另一家出版社正在制作基于动态图的超声诊断书。我认为超声检查之后需要进行胎儿MRI，所以提出了编写《胎儿磁共振及超声诊断》的设想。这也就是这本书的初衷。

　　虽然很早就意识到 MRI 对胎儿的诊断很有用，但当初成像所需的时间过长，需要抑制胎动，所以就在检查室亲自陪伴着孕妇，看准没有胎动时扫描，并且亲自阅片。将胎儿 MRI 检查和诊断交给放射科，是认识了共同作者濑川景子以后的事。濑川先生专门从事妇产科阅片诊断，尤其是在胎儿诊断方面，他坚持学习，因此其成了专家。之后我进行超声诊断，认为有必要时，全部委托濑川先生做胎儿 MRI 检查。南江堂出版社委托就是在那样的时期，编辑工作并不顺利，因有大学医院院长的重任，也有其他出版社的执笔委托。尽管如此还能继续进行编辑工作，完全是靠濑川景子的坚持。多亏了重新组织，再次表示感谢。我知道对完成的作品进行评价的应该是读者，但如果作者进行评价就显得是画蛇添足了。正因为花了很长时间，无论是病例的丰富性还是解说，都可以自豪地说，超越其他同类书籍了，我们对本书的完成感到满意。作为产科医师和胎儿医师，没有比这更高兴的了。对濑川医师、枳谷医师、参与其中的南江堂的各位编辑，更对在我身边降生的胎儿及其母亲，致以深深的谢意。

2021 年 5 月

长崎大学名誉教授 / 佐世保市综合医疗中心——理事长、院长　增﨑英明

　　与增﨑老师见面是在 15 年前，我是妇产科实习医师，增﨑老师是妇产科教授。话虽如此，您认识我的地方应该是富士山。我在妇产科研修期间休了暑假，和同学去爬富士山，在六合目附近突然遇到了增﨑老师的登山小组，非常震惊。几年后，作为放射科医师再会时，他说："濑川医师是在富士山见到的实习医生？"我很高兴对老师来说也留下了印象。

　　增﨑老师的表现和普通人不一样，因此似乎也有人认为他是个有点牛脾气的人，但不管是孩子还是外行，他都绝对不会瞧不起，总是作为对等的人说话，我觉得他是个真正能干的人。首先，我是一个没有任何头衔的放射科医师，我们年龄相差犹如父子，增﨑老师把我加为"诊断胎儿的伙伴"之一，无条件地把这个胎儿诊断书的 MRI 部分交给了我，这本身最能说明老师的人品。

　　2011 年赴长崎大学医院工作的我，对之前很少看过的"胎儿 MRI"产生了兴趣。接触之后，发现它需要胚胎学、遗传学、妊娠相关的临床知识，我觉得不是轻松就能精通的事情。另外，一想到以前妇产科医师仅只靠超声检查技术来进行产前影像诊断，我心里充满了惊讶和尊敬。为了在下次阅片之前多积累一点知识，我第一步从回顾过去所有的胎儿 MRI 开始。

　　有一次，院内电话系统（PHS）接到了增﨑老师来电，说："濑川医生好像一直在看胎儿的 MRI，那个疑似卵巢肿瘤的人，现在在门诊做超声检查，果然是那个诊断吧。"他谦逊地向我搭话了。就像在门诊面对孕妇的医师一样，切身体会到自己也参与到诊疗工作中来，借此机会，我更想成为胎儿 MRI 的专业医生。

　　写本书时，我正好妊娠 3 个月左右，为了能在休产假之前尽快完成策划和编辑会议，增﨑老师在百忙之中抽出了时间，写稿主要是在休产假时进行的，现在孩子已经 4 岁了。

　　衷心感谢以增﨑老师为首的相信我这个无名放射科医师并给予我鼓励的团队和南江堂的枳毅智哉，率先注意到我对胎儿 MRI 感兴趣并为我提供了宝贵病例文件的长崎大学放射科的森川实老师、St Francis 医院的矶本一郎老师，关于胎儿的 MRI 技术、设计制作封面的三维重建图像，我受到了长崎大学医院放射线部技师濑川敦史的特别照顾。

　　通过平时与妇产科、儿科、小儿外科老师们的联系，让我学到了很多东西，在此借一卷末表示深深的感谢。

2021 年 5 月

长崎大学医院放射科助教　濑川景子